MASSAGE

DANS LES

AFFECTIONS DU VOISINAGE DE L'UTÉRUS

ET DE SES ANNEXES

PAR

Le Dr G. NORSTRÖM

PARIS
Vve BABÉ ET Cie, ÉDITEURS
23, PLACE DE L'ÉCOLE-DE-MÉDECINE

1892

MASSAGE

DANS

LES AFFECTIONS DU VOISINAGE DE L'UTÉRUS

ET DE SES ANNEXES

Châteauroux. — Typ. et Stéréotyp. A. MAJESTÉ.

MASSAGE

DANS LES

AFFECTIONS DU VOISINAGE DE L'UTÉRUS

ET DE SES ANNEXES

PAR

Le Dr G. NORSTRÖM

PARIS
Vve BABÉ ET Cie, ÉDITEURS
23, PLACE DE L'ÉCOLE-DE-MÉDECINE

1892

MASSAGE

DANS

LES AFFECTIONS DU VOISINAGE DE L'UTÉRUS

ET DE SES ANNEXES

AVANT-PROPOS

La plupart des observations qui vont suivre ont été recueillies dans le service de M. le docteur Péan-Saint-Louis, pendant les années 1889-90-91. Il a bien voulu confier à mes soins des malades entrées à l'hôpital pour des paramétrites ou des périmétrites chez lesquelles il ne voulait intervenir chirurgicalement que s'il était bien démontré que tous les moyens employés par les gynécologistes modernes étaient impuissants; je suis heureux d'adresser de nouveaux remerciements à ce savant chirurgien, car nul ne s'intéresse plus sincèrement que lui aux méthodes nouvelles; nul ne favorise plus franchement leur diffusion s'il les croit bonnes.

Chez la plupart des malades on avait eu recours aux injections, aux applications de pessaires, au traitement général, aux cautérisations, au curellage, etc. ; aucun procédé n'avait abouti à une guérison persistante. L'état fut constaté soigneusement au début du massage ; il fut employé seul et leur état fut de nouveau constaté après la cure ; par conséquent, s'il y avait une guérison ou une amélioration on ne pouvait la rapporter qu'au traitement suivi en dernier lieu.

Pour mieux prouver qu'il ne s'agissait pas d'une modification temporaire, j'ai fait revenir les malades à des époques qui ont varié entre 6 mois et 2 ans ; malheureusement je n'ai pas pu dans tous les cas obtenir sur ce point ce que j'aurais désiré.

Certaines personnes qui sont retournées en province étaient à peu près dénuées de ressource ; il était impossible de leur imposer un voyage coûteux pour un simple contrôle. D'autres, qui habitent Paris, avaient juré leurs grands dieux qu'elles reviendraient aux dates promises; nous ne les avons jamais revues.

Malgré tout, des examens tardifs ont été faits dans un assez grand nombre de cas comme on pourra le voir en parcourant mes observations. J'insistai surtout lorsqu'il s'agissait de déviations utérines, versions ou flexions.

Beaucoup de médecins croient encore, à l'heure ac-

tuelle, que ces malformations constituent l'indication fondamentale ; que les accidents inflammatoires les accompagnant sont purement et simplement des phénomènes accessoires ; qu'un traitement dirigé contre ceux-ci est palliatif et ne peut amener une amélioration de longue durée tant que les déviations persistent. J'ai tenu à prouver en montrant les malades plusieurs mois et même deux ans après la fin de la cure qu'elles allaient aussi bien que dans les semaines qui l'avaient suivie, malgré la persistance des déviations.

Une seule fois j'ai dû abandonner le traitement ; la malade, une personne d'âge moyen, avait un exsudat très dur dans l'épaisseur du ligament large ; elle était si chargée d'embonpoint que, malgré un massage préparatoire, je ne pus arriver que très difficilement à saisir cet exsudat par la paroi abdominale. Une diarrhée chronique, un nervosisme extrême rendaient encore les manipulations plus laborieuses : on ne la guérit que par un intervention chirurgicale.

Je n'ai eu qu'un accident.

Une malade avait un corps fibreux interstitiel et une exsudation inflammatoire du ligament large gauche qui semblait remonter à un an ; après 15 jours de massage, elle allait mieux ; arrivèrent les règles ; elles furent si profuses que je ne crus pas devoir recommencer le massage lorsqu'elles furent finies. J'ai appliqué dans tous les cas la méthode de Brandt ; cependant je n'ai pas cru qu'il fût indispensable de suivre à la lettre son manuel opératoire. J'ai laissé de côté les manœuvres qui me semblaient superflues ; mes résultats ont été assez satisfaisants pour que je n'aie eu en aucun cas à me repentir d'avoir adopté cette règle de conduite.

15 janvier 1892.

CHAPITRE PREMIER

Difficultés que rencontre encore actuellement l'adoption du massage gynécologique.

Défiance des médecins. — Traitement commencé trop tard, abandonné trop tôt. — Il vaudrait mieux que les malades fussent traitées chez elles ou à l'hôpital que dans les policliniques. — Le massage pelvien doit être fait exclusivement par des médecins.

Lorsque je publiai, il y a deux ans 1/2, ma monographie sur le massage de l'utérus, je rappelai en faisant l'historique quelles difficultés avaient rencontrées l'adoption de cette méthode en gynécologie, quelles défiances avaient accueilli les premiers travaux publiés sur elle; je montrai comment les praticiens instruits et parfaitement honorables de tous les pays du monde avaient dû s'incliner devant les faits et reconnaître que le massage avait réussi dans bon nombre de cas où d'autres moyens avaient échoué.

« Ce dont je suis certain, dit M. Vulliet, c'est que

j'ai fini par guérir, grâce à lui, plusieurs de ces malades qui pérégrinaient d'un spécialiste à l'autre et que j'avais vainement traitées autrefois par d'autres méthodes. »

La constatation des guérisons qu'il produit est le meilleur plaidoyer qu'on puisse faire en faveur d'un procédé thérapeutique. Les gynécologistes qui ont vu par eux-mêmes les résultats du massage sont vite devenus des partisans convaincus et même des avocats qui l'ont défendu avec une chaleur éloquente. Les défiances ne sont pas vaincues. Pourquoi donc une méthode utile entre toutes qui guérit là où d'autres ont échoué, dont l'application n'exigeant pas d'armamentarium compliqué ne comporte aucun danger lorsqu'elle est appliquée par un praticien prudent, dont les résultats sont si rapides que les malades se déclarent mieux au bout de quinze jours n'est-elle pas plus répandue qu'elle ne l'est ? je me le suis demandé et je me le demande encore.

Il est difficile d'avoir raison d'anciennes préventions; j'ai parlé souvent à des médecins instruits qui n'étaient nullement réfractaires au progrès et accueillaient avec bienveillance les idées nouvelles qu'ils croyaient susceptibles d'applications pratiques ; je me suis aperçu avec étonnement qu'ils comprenaient mal le massage; qu'ils n'avaient que des notions fausses sur le manuel opératoire et ne savaient rien des résultats. J'ai eu beau essayer de les éclairer, j'en ai rencontré fort peu qui aient bien voulu admettre la preuve expérimentale, c'est-à-dire examiner avec moi une malade ayant un exsudat périmétrique ou paramétrique et constater les modifications survenues dans son état après 3 semaines ou un mois de traitement. Je ne crois pas qu'aucun mode de démonstration fut plus légitime et plus rationnel que celui-là; tous ceux qui ont pratiqué ou vu pratiquer le massage pelvien dans les conditions que j'ai dites sont unanimes pour admettre que les malades ne risquent rien.

Il est rare que cette méthode soit appliquée en France sur l'avis des médecins; il est rare qu'elle le soit dans les meilleures conditions où elle peut l'être. Plus l'époque à laquelle on intervient est rapprochée de la période initiale, plus on a de chances d'obtenir vite un succès. Il est plus facile de provoquer la résorption d'un exsudat récent, imparfaitement organisé que celle d'un exsudat ancien et résistant, attaqué en vain par différentes méthodes; l'intérêt des malades exige une intervention aussi précoce que possible, c'est le seul moyen de leur épargner des mois, parfois des années de souffrance.

J'ai eu très rarement l'occasion de traiter des personnes appartenant aux classes aisées de la société: je n'en ai presque jamais vu qui m'eussent été envoyées par des confrères. Beaucoup de femmes dont je rapporterai plus loin l'observation étaient des ouvrières qui s'étaient adressées à moi spontanément; elles étaient venues parce qu'une personne qu'elles connaissaient, malade depuis longtemps, avait pu reprendre son travail après avoir été traitée pendant un ou deux mois par le massage. La rapidité de l'amélioration a des inconvénients; lorsque les douleurs sont notablement diminuées, lorsque les malades ne perdent presque plus en rouge ou en blanc, elles sont si satisfaites qu'elles s'en contentent et interrompent le traitement; on a beau leur dire que les modifications locales ne sont pas suffisantes, que l'exsudat est presque aussi volumineux qu'il l'était; ces considérations anatomo-pathologiques les touchent peu; elles souffrent moins, donc elles vont mieux; la nature se chargera du reste. Il ne faut pas trop compter sur un concours effectif de sa part; tant que le foyer reste à peu près ce qu'il était au début du traitement, on ne peut crier victoire; je crois qu'il y a là un écueil à signaler aux jeunes médecins que la rapidité des résultats obtenus surprendrait et qui seraient disposés à partager la confiance des patientes; une poussée inflammatoire à la suite d'une marche forcée ou bien au moment d'une période menstruelle remet tout en cause, il faut recommencer. Quand on ne revoit pas les malades; c'est qu'elles ont passé de l'enthousiasme au découragement absolu; elles avaient cessé de suivre le traitement malgré l'avis du médecin parce qu'elles se croyaient rétablies, et à la première apparition des phénomènes douloureux, apparition prévue et prédite, elles déclarent que le massage ne guérit pas plus qu'autre chose Un médecin ne connaissant pas la méthode et rencontrant une de ces personnes, pensera presque toujours comme elle.

Nous sommes dans des conditions peu favorables pour l'appliquer. A l'hôpital, c'est parfait; les manipulations exécutées, les malades regagnent leur lit et restent couchées une heure ou deux si c'est nécessaire. Le repos à la suite d'une manœuvre fatigante au début aide à la supporter. Il serait à désirer que toujours et dans toutes les conditions il fût ainsi. Beaucoup des observations que j'aurai l'occasion de rapporter ont pour sujet des malades venues tous les jours ou tous les deux jours chez moi. En Allemagne et en Suède le massage est pratiqué souvent dans les mêmes conditions, c'est-à-dire à l'ambulatorium; je le répète, ce n'est pas ce que l'on peut espérer de mieux.

Je ne suis pas tout à fait rassuré pour l'avenir. La diffusion du massage dans le traitement des affections articulaires ou musculaires, son application par des personnes étrangères à la médecine a contribué à le discréditer. Il y a 25 ans, on ne savait pas quelle différence exacte il y avait entre le masseur et le rebouteur. Si les rebouteurs ont eu quelquefois des succès, ils ont eu des revers qui ont donné lieu à des procès retentissants. On ne saurait trop le redire, il en est du massage comme de tous les procédés thérapeutiques; il est utile quand on l'applique à propos, en tenant compte des particularités du cas et des indications qu'elles fournissent, il peut être dangereux quand on s'en sert à contresens. Il n'y a pas lieu de craindre que le massage de l'utérus et de ses annexes soit exproprié et dénaturé par les rebouteurs. Je suis moins rassuré par rapport aux sages-femmes; beaucoup ne se bornent pas à assister les parturientes au cours d'un accouchement régulier; certaines ont, ou croient avoir, des notions de sémiotique et de gynécologie opératoire. Celles-là n'hésiteront pas à faire du massage pelvien lorsque la méthode sera mieux connue qu'elle ne l'est et si le hasard veut qu'elles tombent au début sur un cas favorable et le guérissent, le mal sera sans remède. Elles masseront toujours, en toutes circonstances, à propos de tout; on ne manquera pas de mettre au passif du massage ce qui ne tiendra qu'à une application défectueuse. Je me défie des forces physiques des sages-femmes; pour atteindre des exsudats pelviens placés un peu haut, la plupart d'entre elles ont les doigts trop courts. S'il faut faire pendant quelque temps des manœuvres qui, comme la tension, exigent de la vigueur et de l'énergie, la fatigue vient vite.

Quand un homme robuste n'ayant pas un entraînement suffisant a pratiqué un certain nombre de fois le massage pelvien en une après-midi, il éprouve dans tout les bras un engourdissement qui n'a rien d'agréable ; l'acuité tactile même s'émousse.

Une femme se fatiguerait plus vite encore. On a dit, en faisant valoir des raisons de convenance très compréhensibles, qu'il serait bon que le massage gynécologique fût fait par des femmes, soit ! mais à la condition que celles qui l'entreprendront soient douées d'une vigueur exceptionnelle, et qu'elles aient une instruction technique suffisante pour pouvoir saisir les moindres phénomènes objectifs capables de renseigner sur l'état de l'utérus, de son voisinage et de ses annexes : je crains qu'on rencontre peu de sages-femmes réunissant ces conditions.

Il serait à désirer, qu'au moins jusqu'à son adoption définitive, le massage fût appliqué à domicile par des médecins parfaitement au courant du procédé et convaincus de son utilité.

CHAPITRE II

Manuel opératoire.

Comment on fait d'habitude le massage dans les affections du voisinage de l'utérus. — Précautions et modifications des manœuvres. — Pétrissage et distension. — Massage par voie rectale. — Une manœuvre qu'on ne fait que par cette voie le « malning ».

Je vais reprendre dans ce chapitre pas mal de points que j'ai déjà eu l'occasion d'exposer soit dans ma monographie sur le massage de l'utérus publiée il y a trois ans, soit dans la 2e édition de mon *Traité général du Massage.* Il me parait bon de rappeler que dans les affections du voisinage ou des annexes j'emploie le massage seul et que j'interromps le traitement seulement durant les périodes menstruelles.

Les précautions à prendre au début sont les mêmes que pour l'utérus. On engagera la malade à respirer librement sans efforts et on détournera autant que possible son attention de manière à favoriser le relâchement des muscles de la paroi abdominale[1]. Supposons maintenant que l'on masse de la façon la plus habituelle, c'est-à-dire par voie vaginale et abdominale, voici comment on procédera : Deux doigts introduits dans un des culs-de-sac vaginaux soutiennent l'exsudat, et quand c'est possible le refoulent vers l'autre main qui agit par la paroi abdominale.

Grâce à cette manœuvre on arrive parfois jusqu'à cet exsudat sans difficulté, sans que la malade éprouve une souffrance trop vive.

On peut masser en place à travers la paroi, les portions fixes ; plus les altérations se rapprochent de la paroi postérieure du bassin, plus le chemin que doivent parcourir les doigts est long, plus il faut déployer de vigueur, plus la sensibilité tactile s'émousse ; c'est dans ces conditions que la voie rectale est particulièrement indiquée.

D'habitude lorsque l'on fait le toucher vaginal avec l'index et le médius, on replie l'annulaire et l'auriculaire vers la paume de la main ; la pression des extrémités osseuses articulaires des premières et des secondes phalanges sur le périnée est pénible pour les malades ; j'aime mieux tenir ces doigts étendus comme le veut Brandt, en refoulant le

1. Certains malades apprennent avec une extrême facilité à relâcher les muscles de la paroi abdominale, d'autres apprennent difficilement, d'autres n'y arrivent jamais.

périnée ; on arrive plus haut et on fait moins de mal.

Dans quelques cas rares, il est préférable de faire rester les femmes debout aussi bien pendant l'exploration que pendant le massage ; on constate facilement dans cette position si les organes pelviens tendent ou ne tendent pas à s'abaisser et à se rapprocher des doigts placés dans le vagin ; on atteint mieux les portions d'exsudat élevées dans le bassin que si la malade est dans le décubitus dorsal. Le rôle des doigts intra-vaginaux est presque passif dans l'acte proprement dit du massage : ils soutiennent les organes ou les produits inflammatoires sur lesquels agit l'autre main à travers la paroi abdominale : c'est assez dire que ces doigts doivent rester complètement fixes, ne se déplacer qu'autant qu'on veut soutenir une partie de l'exsudat différente de celle qu'on avait traitée jusqu'alors ; Brandt conseille avec raison de faire au début de chaque séance des frictions circulaires préalables sur l'abdomen ; elle habituent les téguments au contact de la main, diminuent leur sensibilité et celle des muscles sous-jacents : on peut déprimer plus aisément la paroi et refouler la masse intestinale. Les frictions centripètes préliminaires, dans lesquelles la paume de la main est tournée vers le sacrum, ont pour but de produire une déplétion des voies lymphatiques de la région et de les rendre plus aptes à la résorption. Faites d'après une idée

théorique plausible mais non démontrée elles sont d'une utilité au moins douteuse.

Dans la plupart des cas, il est bon de faire prendre aux malades la même position que pour le massage des organes digestifs. Elles se mettront dans le décubitus dorsal, les jambes fléchies sur les cuisses et les cuisses sur le bassin [1]. Il faut éviter les incurvations prononcées de la colonne vertébrale, surtout de la colonne lombaire, car elles déterminent une sorte de refoulement en avant des viscères abdominaux et une augmentation de la tension de la paroi.

Pour bien saisir la masse de l'exsudat, on déprimera lentement et doucement cette paroi en évitant les secousses capables de mettre en éveil ou d'exagérer la sensibilité ; il faut dans les cas difficiles profiter de l'expiration pour enfoncer la main le plus profondément possible en déprimant la paroi abdominale. Lors de l'inspiration on prend soin de ne rien perdre de ce qui a été obtenu ; on pénétrera un peu plus profondément à l'expiration suivante.

Vulliet a raison lorsqu'il conseille d'aborder la paroi abdominale avec la face palmaire des dernières phalanges des doigts et non avec leurs extrémités ; la sensation produite est moins désagréable.

1. Il nous paraît inutile de répéter ici ce que nous avons dit en parlant du massage de l'utérus : on prendra toutes les précautions possibles pour ménager la modestie des malades.

Lorsqu'on est parvenu jusqu'à l'exsudat, on laisse à la patiente le temps de se remettre de l'impression désagréable éprouvée par elle au moment où le médecin saisit les tissus sur lesquels il veut agir.

Les parois sont-elles trop épaisses, trop rigides, trop sensibles pour qu'on ne puisse pas atteindre sans de grandes difficultés l'exsudat? c'est le cas de faire comme je l'ai recommandé à propos de l'utérus le massage isolé et préparatoire des parois. Grâce à cet exercice d'assouplissement, les téguments deviennent moins sensibles, les muscles moins irritables; on diminue le météorisme, qui contribue pour une forte part à gêner les manipulations.

Le massage doit toujours être fait dans la direction du courant veineux et lymphatique ascendant, c'est-à-dire du voisinage de l'utérus vers la paroi pelvienne, et les régions sacro-iliaque et sacrée.

On observe encore ici ce dont nous avons parlé à plusieurs reprises à propos du massage de l'utérus et du ventre. Avant la première séance, les malades n'accusaient de la douleur que d'une seule espèce, celle qui les tourmentait depuis longtemps; après la séance, elle n'a pas diminué et une autre est venue s'y ajouter. L'aphorisme déclarant que si deux douleurs se montrent ensemble on ne sent plus rien, se trouve ici en défaut. Les malades déclarent nettement qu'elles souffrent après comme avant le massage ; et de plus elles ont mal en certains points de la paroi du ventre qu'elles ne peuvent pas bien déterminer. C'est une des conséquences du traumatisme que comporte nécessairement le procédé ; elle n'a pas plus d'importance et ne dure pas plus que les taches ecchymotiques.

J'ai dit qu'il fallait procéder avec douceur et ménagement, autrement on éprouverait des embarras qui empêcheraient presque toujours de mener le traitement à bien ; pressions légères et courtes séances voilà la formule invariable du début.

Il faut également que l'attention soit en éveil et que les mains soient exercées, pour qu'il n'y ait rien de brusque et d'inattendu au cours de la séance. On doit tenir solidement ce qu'on tient car le glissement entre les doigts d'un tissu déjà saisi provoque un brusque tiraillement des nerfs de la région et produit une impression très douloureuse. Quand on est sûr de soi ; quand on a graduellement habitué les malades aux manipulations on peut agir plus longtemps et avec plus d'énergie ; les séances seront à ce moment de 5 à 10 minutes.

Il est bon de donner à plusieurs reprises de courtes pauses de repos ; on ne saurait croire combien ces interruptions font de bien aux malades ; le médecin lui-même y trouve son avantage car c'est un moyen de ménager ses forces ; par pauses nous entendons un arrêt momentané des manœuvres actives ; il ne faut rien lâcher.

Une autre précaution très utile également pour diminuer la fatigue c'est de masser avec la main du côté opposé à l'exsudat ; s'il est à gauche, la main droite agira par la paroi abdominale, l'index et le médius gauches introduits dans le vagin le soutiendront.

J'emploie les deux manipulations recommandées par Brandt : le pétrissage et la tension.

1° Le *pétrissage* est la manœuvre la plus utile et celle qui sert le plus souvent. On frotte ou plutôt on pétrit, comme le mot l'indique, la partie malade, avec les doigts de la main droite enfoncés lentement et doucement par la paroi abdominale ; les deux doigts des culs-de-sacs vaginaux servent de guide et d'appui. Le pétrissage rend surtout des services lorsqu'il existe une infiltration chronique en n'importe quel point du tissu cellulaire pelvien ou un reliquat inflammatoire ancien dans les ligaments larges. L'énergie sera graduée d'après la sensibilité et la consistance. Il faut toujours commencer à la périphérie et arriver vers le centre ;

2° La *tension* est une manipulation utile qu'on n'emploie guère qu'en gynécologie. Prochownick se sert du terme *Zugdruck* [1], terme très heureux puisqu'il signifie tension avec pression.

1. Massage in den Frauenkrankheiten. s. 390.

Cette manipulation comprend toujours la tension et la pression auxquelles on ajoute souvent avec avantage les frictions. Le but à atteindre c'est de saisir entre l'extrémité des doigts placés dans le vagin et ceux qui agissent par la paroi abdominale les portions de tissu à traiter et de les distendre ; c'est difficile si leur volume est faible. Les doigts intra-vaginaux ou intra-rectaux, exercent une tension lente, douce, progressive sur les portions d'exsudat qu'ils refoulent vers la main droite. Après quelques moments ces doigts sont retirés lentement, tandis que la main droite suit le mouvement ; on fait son possible pour ne pas laisser glisser ce que l'on a saisi. Prochownick ne fait jouer dans la plupart des cas qu'un rôle passif, aux doigts qui soutiennent par le vagin ou par le rectum l'exsudat massé ; pour mon compte j'essaye toujours d'agir en sens inverse avec les deux mains en même temps. A chaque séance, le procédé sera répété 8 à 10 fois ; plus tard on pourra sans inconvénient, le répéter 10 à 20 fois.

La tension est de toutes les manipulations celle qui exige le plus de soin et de prudence, le plus d'acuité tactile, le plus de sûreté de main, l'appréciation la plus exacte de la force à déployer. Toute maladresse pourrait aboutir à un accident grave. On veut rendre plus souples et plus extensibles qu'ils ne le sont sans les faire disparaître des tissus organisés ; il faut éviter avant tout leur rupture. La tension est indiquée, toutes les fois qu'on se trouve en présence d'adhérences de toute forme et de toute consistance ; elle l'est également lorsqu'il existe dans l'épaisseur des ligaments larges des produits inflammatoires anciens rétractés ou non ; on peut ici la faire seule ou en même temps que le pétrissage.

Les déplacements des organes pelviens sont des conséquences naturelles et fréquentes de la présence des exsudats ; on se sert assez souvent de l'utérus comme levier pour la tension ; ce n'est guère possible pour les autres organes.

Nous nous sommes placés dans l'hypothèse la plus simple ; nous avons supposé que la sensibilité des malades n'était pas telle qu'il fût impossible de faire une exploration complète et que l'exsudat pouvait être atteint par voie abdominale avec la main.

Les recherches sont parfois si douloureuses pour les malades qu'on ne peut pas se rendre bien compte de l'état de l'utérus et de son voisinage. C'est une circonstance fâcheuse s'il en fût ; sauf les procédés purement chirurgicaux, aucun ne réclame un diagnostic plus précis et plus complet que le massage. On est obligé dans certains cas de recourir à la narcose chloroformique : quelques praticiens l'admettent avec une complaisance exagérée. C'est une mesure extrême à laquelle on ne doit songer que quand on ne peut pas faire autrement. On a beau répéter que l'anesthésie chloroformique est sans danger, qu'on anesthésie pour éviter une souffrance légère, la malade sera toujours portée à se défier d'une méthode dont l'application exige de tels préliminaires. En admettant qu'elle redoute la souffrance plus que le reste et se soumette de bon cœur à toute mesure capable de la lui épargner, l'opposition n'est pas terminée. Il faut compter avec l'entourage. On parle des dangers de l'anesthésie ; malgré ce que dit le médecin personne ne veut admettre que c'est un simple moyen de faciliter le diagnostic ; on est persuadé qu'il faudra chloroformer plusieurs fois, peut-être à chaque fois qu'on fera le massage. Si encore après avoir eu raison de tous les obstacles, on pouvait se dire qu'on a désormais le moyen de faire un examen aussi méthodique que possible ! mais ce n'est pas le cas. La constatation des symptômes objectifs, tout intéressante et tout indispensable qu'elle est ne suffit pas toujours : les modifications locales de la sensibilité présentent un intérêt séméiotique de premier ordre : souvent elles seules renseignent à propos de l'âge de l'exsudat et de la disparition des phénomènes aigus.

A défaut de ces notions, on peut parfaitement méconnaître de petits foyers de péritonite chronique nettement limités, dont il est indispensable pourtant de tenir compte dans le traitement.

Le meilleur moyen d'atténuer la sensibilité au début et de rendre l'exploration plus facile, c'est de masser la paroi abdominale seule[1].

Tous les auteurs n'adoptent pas intégralement le manuel opératoire que j'ai décrit ; on est obligé de le modifier dans certaines conditions. Brandt n'introduit qu'un seul doigt dans le vagin ; je ne vois aucun avantage à cette manière de faire. On ne parvient pas si haut qu'avec deux, à moins d'avoir l'index d'une longueur exceptionnelle. Comme le fait remarquer avec raison Ziegenspeck, les sensations que peut percevoir un seul doigt sont moins précises que celles qu'on obtient avec deux ; on peut, à la rigueur, soupçonner les inégalités d'une surface : il est impossible d'acquérir une notion exacte sur l'étendue et l'épaisseur de ce qu'on doit masser : avec les deux doigts, au contraire, on obtient des données *stéréométriques*[2].

J'ai déclaré, en étudiant le traitement des affections proprement dites de l'utérus, que je ne voyais aucun avantage au massage par voie rectale. Cette fois, je dois être beaucoup moins affirmatif ou plutôt je dois l'être en sens contraire. Dans bien des con-

1. L'exploration pendant la narcose est encore préférable.

2. Volkmann's Klin. Vorträge, n°s 233-37.

ditions, la voie rectale est préférable à la voie vaginale; dans d'autres, elle est la seule qu'on puisse choisir. Chez les vierges, il est impossible de faire du massage pelvien autrement que par voie rectale : du reste avec un peu d'habitude on acquiert des notions très précises sur l'état des organes accessibles. La voie rectale est encore la voie d'élection toutes les fois qu'on doit agir sur un exsudat du cul-de-sac de Douglas ; sur ceux qui sont placés très haut du côté de la fosse iliaque, sur les ovaires adhérents à la paroi postérieure du bassin, tombés vers le plancher pelvien inférieur et fixés dans cette situation par des adhérences. La voie rectale ne présente pas plus de difficultés que la voie vaginale; on introduit l'extrémité de l'index comme pour le toucher, puis on le dirige vers la paroi rectale antérieure et on agit pour l'exploration ou le massage comme par la voie vaginale; c'est-à-dire qu'on se sert du doigt rectal comme point d'appui, de manière à rapprocher l'exsudat des doigts agissant du côté de la paroi abdominale ou *vice versa*. Il exerce ainsi un rôle actif et passif dans le pétrissage et la tension.

Une manœuvre à laquelle Brandt attache une très grande importance ne peut être appliquée que par le rectum ; il l'appelle *malning*, terme à peu près intraduisible. Voici en quoi elle consiste : la malade est placée dans le décubitus dorsal, les jambes repliées sur les cuisses et les cuisses repliées sur le bassin : dans quelques cas, la station verticale est indispensable. Le médecin introduit l'index dans le rectum et avec la dernière phalange fait des frictions douces et graduées à la surface de l'exsudat ; le malning, n'est donc en réalité qu'un effleurage médiat, puisque entre le doigt agissant et le tissu dont on veut provoquer la résorption se trouve la paroi rectale et une couche plus ou moins épaisse de tissu cellulaire. Quand la sensibilité est diminuée, ce qui arrive d'habitude après quelques séances, on peut presser plus fort : le malning tient alors de la friction.

Les malades accusent quelquefois une douleur assez vive dans la fesse et la cuisse : elle indique que l'on est relativement rapproché du plexus sacré ou que l'on a touché quelques uns de ses filets. Lorsque l'attention a été attirée de ce côté, il est facile d'épargner ces douleurs aux patientes ; il suffit d'éviter la région dont l'excitation la provoque. Cette forme de massage est très utile lorsque les exsudats siègent dans le cul-de-sac de Douglas ; grâce à elle on parvient presque toujours à provoquer leur résorption et à rendre sa mobilité à l'utérus plus ou moins fixé.

Comme dans la métrite chronique, la période menstruelle exerce une influence favorable sur la résorption de l'exsudat ; souvent nous sommes heureux de constater en reprenant le traitement après l'interruption causée par elle que l'état local s'est spontanément amélioré. Brandt et Niessen de Christiania ont cru qu'on pouvait tirer parti de cette heureuse influence d'un processus physiologique ; il suffirait pour cela de continuer les manœuvres pendant les règles. Elles n'auraient pas plus de dangers à ce moment qu'à un autre ; en faisant des séances un peu plus courtes, en procédant avec une extrême douceur, on pourrait suivre le traitement sans interruption, profiter à la fois des avantages propres qu'il possède et de ceux de la période menstruelle.

Brandt aurait appliqué ces préceptes dans un grand nombre de cas, sans avoir eu jamais à s'en repentir. Je suis moins convaincu que lui des avantages de cette manière d'agir. La menstruation est un temps de nutrition locale active, exagérée même. Il ne faut pas trop compter sur les phénomènes qui l'accompagnent. Holzapfel ne veut pas entendre parler de massage pelvien à ce moment ; il redoute entre autres dangers celui d'une hématocèle rétro-utérine[1]. Je ne crois pas cette crainte fondée car je n'ai jamais ouï dire qu'une calamité pareille soit arrivée. Il suffit qu'elle puisse se produire, pour que l'on soit d'une circonspection extrême.

1. Aus d. gynäkol. Klinik d. Professor. U. A. Freund. Strasbourg, octobre 1890.

Des objections d'un autre ordre, sont faites par les patientes elles-mêmes. Pour obtenir d'elles qu'elles voulussent bien se soumettre à des manipulations plus pénibles pendant les règles qu'à tout autre moment, il faudrait être bien convaincu que la continuation du traitement pendant ce temps le rendrait plus efficace et en abrégerait la durée ; j'ai eu beau faire, je n'ai pu acquérir cette conviction. Tenant compte des affirmations de Brandt, j'ai essayé de masser sans interruption dans les cas les plus favorables, c'est-à-dire lorsque la voie rectale seule était possible ; je n'ai pas remarqué que la résorption fût plus rapide que dans d'autres conditions. Je ne suis guère plus partisan de la combinaison du massage et de la gymnastique suédoise. Brandt ne veut pas qu'on emploie l'un sans l'autre ; ce seraient les deux éléments inséparables d'une même méthode. Ses élèves ont forcé la note ; pour eux, sans gymnastique suédoise pas de salut ; il devient presque difficile de dire quelle est la manœuvre essentielle et quel est l'adjuvant.

D'autres plus réservés ont dissocié la méthode ; le massage pelvien est le procédé thérapeutique directement applicable dans les affections du voisinage de l'utérus et de ses annexes, la gymnastique a des indications différentes. Cette manière de voir est la mienne, car un des meilleurs arguments que nous ayons fait valoir en faveur du massage, c'est que c'est une médication topique, applicable au siège même de la lésion ; nous sommes en présence d'un processus morbide sans tendance à la rétrocession ; d'un exsudat inflammatoire occasionnant des troubles locaux et éloignés ; il faut que cet exsudat disparaisse. Je crains qu'une manœuvre indirecte, si judicieuse qu'on la suppose, n'agisse pas d'une façon suffisamment précise pour être efficace ; je m'explique difficilement comment des mouvements coordonnés des jambes, des cuisses et de la colonne vertébrale peuvent retentir sur une zone peu étendue d'infiltration inflammatoire du cul-de-sac de Douglas et des ligaments larges ou sur une périovarite. On nous répond que nous devons nous incliner devant les faits ; malheureusement pour cette preuve expérimentale, on peut lui en opposer une autre tout aussi expérimentale. Les affections que Brandt et ses élèves guérissent avec le massage et la gymnastique suédoise, nous les guérissons aussi vite et aussi bien qu'eux avec le massage sans gymnastique. Le résultat le plus clair de la combinaison des deux méthodes c'est qu'elles prolongent les séances et fatiguent inutilement les malades.

Je ne veux pourtant pas proscrire absolument la gymnastique ; elle peut être utile à son heure, mais cette heure n'arrive que quand la cure par le massage est finie. Chez bon nombre de malades, les phénomènes généraux deviennent à un certain moment presque aussi inquiétants que les accidents locaux. Sous l'influence de souffrances de longue durée, de pertes rouges et blanches répétées elles s'anémient et tombent dans un état de langueur cachectique les rendant incapables d'un travail soutenu. Quand l'exsudat pelvien a disparu et que l'amélioration subjective tout en étant très visible ne répond pas encore à ce qu'on attendait, c'est le moment d'en appeler aux méthodes adjuvantes ; la gymnastique suédoise est une des meilleures.

Voyons maintenant comment se passent les choses à partir du début du massage. Après la première séance, il y a, presque toujours, un peu d'excitation psychique. Les malades ont réclamé un traitement qu'elles connaissent parce qu'il a guéri d'autres personnes se trouvant dans les mêmes conditions qu'elles. Résignées, plutôt que décidées, elles arrivent chez le médecin effrayées se demandant ce qu'on va leur faire ; se demandant si les opérations qui guérissent lorsque tant de moyens ont échoué sont aussi simples qu'on le dit ; il y a presque toujours de l'hyperesthésie au début de la séance et un peu d'excitation à la fin [1].

1. Cette remarque ne trouve guère son application qu'en France où

La seconde fois qu'on masse ce n'est plus la même chose; on a moins à compter avec les mouvements instinctifs de résistance à la moindre douleur. Mais il faut plusieurs séances pour que les patientes laissent dans le relâchement, comme ils doivent l'être les muscles de la paroi abdominale; à cet égard encore, il existe de grandes différences individuelles; certaines personnes sont plus dociles que d'autres. A la suite d'un massage bien fait, il ne doit rester aucune douleur la séance finie.

Il est bon de prévenir les malades que la sensibilité des parties massées est presque toujours exagérée après les premières séances. Cette exagération disparaît vite et au bout de 8 à 10 jours, elle fait place à une diminution.

Dans les cas un peu difficiles, le masseur fera bien de se tenir debout, le buste demi fléchi. C'est dans cette position qu'il peut développer le plus de force avec le moins de fatigue. Cette considération a sa valeur, car il faut parfois agir avec une grande énergie, surtout lorsque les exsudats sont anciens et que les conditions physiques sont peu favorables.

l'adoption du massage gynécologique est de date récente; en Suède, cette méthode est entrée dans les mœurs, et les malades se soumettent à ce traitement comme à tout autre, sans hésitation ni crainte.

Outre la douleur locale, les manipulations provoquent quelquefois des sensations plus ou moins pénibles dans des organes voisins ou éloignés ; elles peuvent être si vives que c'est d'elles surtout que les malades se plaignent ; j'ai eu affaire à de la cystalgie avec ténesme vésical ; à une sensation de pression du côté du rectum. Certaines personnes accusaient d'une douleur vers l'ovaire gauche quand on massait à droite; d'autres éprouvaient des tiraillements très pénibles dans la région épigastrique ; ces sensations sont capricieuses ; elles font défaut au cours de certaines séances et sont très accusées dans d'autres.

D'habitude je ne fais qu'une séance par jour; il serait à désirer qu'on pût en faire deux ou même trois quand on est en présence d'exsudats anciens, très durs et à peine sensibles.

Le traitement dure de 14 à 90 jours ou plus longtemps ; la durée moyenne est de 3 à 6 semaines. Les résultats qu'il donne dans les paramétrites sont au moins aussi bons, meilleurs même que dans les métrites.

Les gros exsudats sont les plus rebelles ; on pourrait peut-être les faire entièrement disparaître au moins dans certains cas, en massant avec une seule main ou avec les deux par la paroi abdominale ; il est bien rare, qu'à un moment donné lorsque le volume de l'exsudat est suffisamment diminué on ne soit pas obligé de placer les doigts comme nous l'avons dit, dans le rectum ou le vagin, pour servir d'appui et contrôler la force déployée par la main qui masse à l'extérieur.

Les accidents suivent d'habitude lors de leur disparition le même ordre que lors de leur apparition. Le mal de reins est souvent plus tenace que tout le reste ; le nervosisme et les phénomènes réflexes sont également rebelles. La constipation cesse vite ; tous ceux qui ont l'expérience du massage pelvien ont fait la même remarque ; j'ai vu des femmes qui depuis des années ne pouvaient pas aller à la garde-robe sans lavements ou sans purgatifs, avoir des selles spontanées quotidiennes et indolentes après deux ou trois semaines de massage ; cette remarque s'applique surtout aux exsudats du cul-de-sac ; de Douglas il n'existe aucune proportion entre l'amélioration du fonctionnement de l'intestin et la diminution de la masse morbide. L'amélioration générale est aussi sensible ; beaucoup des personnes traitées souffraient tellement, elles étaient si affaiblies que c'est à peine si elles se tenaient debout ; elles étaient presque toujours agréablement surprises en s'apercevant au bout de trois à quatre semaines qu'elles pouvaient vaquer à le[illegible] occupations et faire de longues courses à pied. Note[illegible] que presque toutes ces femmes avaient subi de nomb[illegible] traitements ; que la plupart d'entre elles essayaient le massage en dernier ressort, par acquit de conscience ; elles n'avaient qu'un vague espoir d'obtenir une guérison radicale et prompte par ce moyen ; il guérit c'est sa raison d'être ; plus on ira, plus il gagnera du terrain. Devant les succès les préventions finiront par céder.

Nous allons maintenant passer en revue les principales affections du voisinage de l'utérus dans lequel nous l'avons appliqué et donner des observations.

CHAPITRE III

Paramétrites.

Distinction des paramétrites et des périmétrites. — Variétés d'après le siège. — Différences des exsudats. — Manipulations exigées. — Observations.

On appelle paramétrite ou cellulite l'inflammation du tissu cellulaire du bassin, périmétrite l'inflammation du péritoine pelvien. Les origines de ces affections sont les mêmes, mais leurs lésions et leurs conséquences sont différentes; l'une et l'autre ne se comportent pas de la même manière par rapport au traitement; la périmétrite est productive et néo-membraneuse; il est rare qu'elle existe sans déterminer la formation d'adhérences, d'épaississements organisés difficiles à faire disparaître; la paramétrite est parfois constituée par une simple infiltration du tissu conjonctif pelvien; la transformation fibreuse correspond au degré le plus avancé. La dissociation de la périmétrite et de la paramétrite, indispensable au point de vue clinique et thérapeutique est artificielle et ne correspond qu'au stade chronique du processus. Je puis répéter ici, ce que j'ai dit à propos des métrites parenchymateuses : il est impossible de concevoir une phlegmasie un peu étendue et un peu aiguë de la portion pelvienne de la séreuse péritonéale avec intégrité absolue du tissu conjonctif sous-jacent ; on ne conçoit pas mieux que dans le cours d'un cellulite le revêtement séreux soit complètement indemne. Il y a des différences d'évolution et des différences de lésions : lorsque celles-ci sont plus prononcées du côté du tissu cellulaire on range le cas parmi les paramétrites.

Ces affections sont le plus souvent consécutives à des accouchements ou à des avortements ; on en observe encore à la suite d'interventions opératoires, de manœuvres exploratrices prolongées, entreprises sans précautions antiseptiques. La paramétrite a dans d'autres cas un début latent ou insidieux ; le stade aigu fait défaut, l'exsudation se produit lentement, sans bruit ; les malades ne sont averties de son existence que par de la dysménorrhée, une leucorrhée persistante, des douleurs de reins et parfois d'autres phénomènes caractéristiques d'une affection pelvienne chronique.

Les paramétrites blennorrhagiques, indépendantes des salpingites et des périmétrites sont extrêmement rares ; les gonocoques passent de la cavité de l'utérus dans celle des trompes ; l'infection du péritoine se fait par cette voie et non par les lymphatiques cervicaux.

L'affection peut être isolée, accompagnée de flexions ou de versions, d'ovarites, de périovarites, de fibromes de l'utérus.

Parmi les 22 observations que nous donnons dans ce chapitre nous en trouvons :

9 de paramétrites simples (6 unilatérales et 3 bilatérales).

6 dans lesquelles il existait en même temps des flexions utérines (4 mentionnent des paramétrites et des versions. Dans 6 il y avait en même temps que la paramétrite l'ovarite ou de la périovarite).

Enfin dans les autres cas, on avait affaire à des fibromes utérins.

L'étendue, le siège, la forme, la consistance des exsudats varient beaucoup. J'en ai rencontré d'un volume tel qu'ils remplissaient le bassin. Le rectum complétement entouré de masses dures, n'avait plus qu'une lumière à peine suffisante pour le passage des matières fécales ; on verra dans plusieurs observations l'exsudat peu épais, étalé en quelque sorte ; ces cas ne sont pas toujours les plus favorables pour le traitement. La forme est variable comme le reste : elle est parfois difficile à déterminer. Au début, l'exsudat proprement dit est entouré d'une zone d'empâtement qui fait perdre toute netteté à ses contours. Souvent les lésions sont placées dans le voisinage immédiat de l'utérus et sur ses côtés; mais parfois elles se trouvent très haut dans le bassin à tel point qu'il est presque impossible de les atteindre par voie vaginale; les exsudats du cul-de-sac de Douglas ne sont pas rares. J'ai rencontré des cellulites post-cervicales, je les crois plus fréquentes qu'on ne le dit; comme elles accompagnent souvent des exsudats du cul-de-sac de Douglas on les confond avec eux.

La consistance se modifie d'après la durée; elle est parfois assez faible à une époque rapprochée de la période aiguë et naturellement les résultats par le massage s'en ressentent.

Ils sont beaucoup meilleurs peu de temps après l'accouchement qu'ils ne le sont plus tard; à ce moment l'exsudat participe de l'état général des tissus pelviens. Mous, légèrement infiltrés, ces tissus sont, pendant un certain temps, le siège d'un travail de résorption très actif. Il suffit pour faire disparaître certains exsudats; si on a soin de le favoriser un peu, il agira d'une manière efficace contre tous. C'est autre chose lorsque la transformation fibreuse a eu lieu; je ne parlerai pas ici de la formation des adhérences car c'est une conséquence directe de la périmétrite: l'exsudat peut subir une rétraction secondaire, former une masse compacte, dure, comparable aux masses inodulaires des grandes cicatrices. Ces altérations peuvent porter, cela va sans dire, sur les ligaments larges des deux côtés, la production de déviations utérines l'explique avec une extrême facilité, j'aurai l'occasion d'y revenir.

La forme, le siège, les consistances se modifient à partir d'un certain moment dans le cours du traitement. Ces changements permettent quelquefois de découvrir des phénomènes qui avaient échappé lors des premiers examens.

Les observations 21 et 22 sont intéressantes et instructives à cet égard. Chez la première malade on trouvait au toucher dans la partie postérieure du ligament large droit, un exsudat très ferme et gros comme le poing; l'utérus mesurant à l'hystéromètre 9 cent. était assez mobile et en rétroversion. Col gros, allongé et cylindroïde. Le massage amena vite une amélioration sensible ; or, après la diminution de l'exsudat, on s'aperçut qu'il existait un noyau beaucoup plus dur que le reste, et que ce noyau était fixé à l'utérus par un large pédicule.

Dans le second cas, l'exploration locale avait révélé les phénomènes suivants : l'utérus était dévié légèrement à droite et fixé à la paroi du bassin par un reliquat inflammatoire rétracté ; un fibrome gros comme un œuf de poule et faisant corps avec l'exsudat dont nous avons parlé, était relié à la paroi utérine par un large pédicule.

L'application du massage au traitement des paramétrites, comporte différentes questions dont la solution est indispensable, si l'on ne veut pas arriver à des mécomptes. Quand faut-il commencer à masser? Quelle forme de massage convient? Je réponds catégoriquement à la première question : il ne faut jamais commencer le traitement tant qu'on soupçonne que la phase d'acuité n'est pas finie. Si les malades ont des frissons, si leur température dépasse le degré physiologique, si le pouls est plus fréquent qu'il ne devrait l'être, abstenez-vous. C'est là une règle de conduite qu'il est toujours et en toutes circonstances indispensable de suivre : quand même la période aiguë aurait été complètement finie au début du traitement, il est parfois nécessaire de s'abstenir encore ; c'est ce qui arrive lorsque sous l'influence d'une cause ou d'une autre une suppuration secondaire vient à se produire dans l'épaisseur de l'exsudat. Personne ne s'exposerait de gaîté de cœur à rompre une poche purulente et à faire passer son contenu dans la cavité péritonéale. Même quand cette catastrophe n'arriverait pas, il n'est jamais bien judicieux d'employer une méthode destinée à favoriser la résorption lorsque cette résorption doit porter sur des éléments septiques.

Je serai bref à propos de la manipulation qui convient le mieux. C'est le pétrissage fait de la périphérie vers le centre pour les exsudats conglomérés formant tumeur; pour ceux qui sont aplatis, pour les brides, plus ou moins longues, plus ou moins dures, la tension est également utile. Le mot pétrissage ne doit pas toujours être pris à la lettre; on aurait tort d'employer une grande énergie lorsqu'on se trouve à une époque relativement rapprochée d'un accouchement. Il est préférable de recourir à des frictions douces et graduées qui ne brusquent rien, ne rompent rien et n'exposent pas aux poussées aiguës capables de tout remettre en cause. Quand, au contraire, on a affaire à de grosses masses dures — il faut de la vigueur; on est obligé souvent de masser à bras tendu, de presser aussi fort que l'on peut; autrement on pourrait travailler pendant des semaines sans le moindre effet. Il est heureux que dans ces cas on ne soit pas obligé de déprimer profondément la paroi abdominale. Cette dépression ne devient nécessaire que quand une bonne partie de l'exsudat est résorbée et que les portions profondément situées subsistent seules; à ce moment la cure est déjà avancée, les malades sont habituées aux manœuvres et l'on éprouve beaucoup moins de difficultés que dans les premiers jours.

On a parlé, il y a quelques années, de la combinaison du massage à d'autres méthodes; j'ai dit ce que je pensais de la gymnastique suédoise, je ne suis guère plus partisan des bains généraux, de l'électricité et des injections vaginales chaudes recommandées par Emmett.

Certains praticiens les emploient seules et en obtiennent de bons résultats. Comment agissent-elles? je ne sais trop. Peut-être par l'excitation mécanique qu'elles exercent sur l'exsudat par l'intermédiaire des parois vaginales; ce serait une sorte de massage médiat et indirect. D'un autre côté on peut admettre qu'elles provoquent une poussée congestive locale favorable à la résorption des produits préformés. Elles agiraient sous ce rapport comme la période menstruelle. J'ai eu recours plusieurs fois à ce moyen; il est inoffensif et je ne l'ai jamais vu produire d'accidents; je ne l'ai jamais vu non plus hâter la guérison d'une manière appréciable. Si l'on a affaire à un cas récent, à un exsudat limité, assez mou, on réussira vite à en provoquer la résorption en se bornant à le masser. Si, au contraire, on est en présence d'une masse fibroïde consistante, ni les bains ni les injections ne peuvent rien.

Il y a deux guérisons à proprement parler: celle que constate le médecin et celle qu'annonce la malade. Par malheur la première n'est pas toujours sous la dépendance complète et absolue de la seconde. Lorsque la malade complètement débarrassée des symptômes qu'elle éprouvait se déclare guérie parce qu'elle ne souffre plus, parce qu'elle reprend de l'embonpoint, parce qu'elle peut aller et venir, s'acquitter sans peine de ses occupations courantes, le médecin constate avec regret que souvent un reliquat inflammatoire persiste. Chez les personnes patientes, qui préfèrent se soumettre plus longtemps au traitement que de garder une lésion locale qui, si légère qu'elle soit, les exposera toujours un peu aux récidives, on finit souvent par avoir raison de tout. Il est rare de rencontrer une femme raisonnant de la sorte, surtout dans les classes populaires ; on a beau exposer nettement la situation aux patientes et leur montrer les points noirs restant pour l'avenir, la plupart répondent que la guérison telle qu'elle est leur suffit ; elles espèrent que les prévisions pessimistes ne se réaliseront pas, qu'elles ne reverront plus jamais d'accidents semblables à ceux dont elles ont été débarrassées. La suite leur donne parfois raison ; j'ai vu des femmes chez lesquelles on avait dû laisser un reliquat inflammatoire plusieurs années après la fin de la cure, elles n'avaient rien perdu des bons résultats obtenus. Il est bon toutefois de ne pas déclarer le traitement fini trop tôt. Attendons toujours la prochaine période menstruelle ; parfois à ce moment des femmes qui allaient très bien et se croyaient à l'abri de tout ont une sorte de retour offensif; en général il n'a aucune gravité et ne prolonge le traitement que d'une manière insignifiante[1].

Observation I

Paramétrite. — Massage. — Guérison.

Mme C..., 37 ans, mariée à un employé de commerce. Réglée à 13 ans; l'a toujours été régulièrement; les périodes menstruelles duraient deux jours au plus et n'étaient accompagnées d'aucune douleur; elle devient veuve en 1878. A partir de ce moment la menstruation est irrégulière. Elle se remarie à l'expiration des délais légaux, les accidents continuent tels qu'ils étaient. Au bout de deux ans, métrorrhagie abondante. Le même accident se répète à des intervalles plus ou moins longs; en dernier lieu, les métrorrhagies deviennent continuelles, à tel point qu'elle ne peut plus distinguer l'époque menstruelle. Parfois des caillots sont expulsés, en même temps que la malade éprouve de véritables tranchées utérines. Les injections de perchlorure de fer n'ont fait que les arrêter momentanément. Malgré tout, le sang a bon aspect; la malade a fini par devenir très faible; tout en restant debout un certain temps. Au mois de novembre 1882, cette personne commence à souffrir dans l'hypogastre du côté gauche; mais il lui semblait que l'autre côté était également pris. Frissons, fièvre, ballonnement du ventre,

1. Lorsque dans les cas de rétraction du ligament large la disparition complète des cordons fibreux n'était pas obtenue, avec la disparition de tous les phénomènes subjectifs, la restitution relative de sa mobilité à l'utérus pouvait les faire considérer comme une guérison : cette guérison persiste à peu près toujours.

sensibilité au toucher. Les lavements laudanisés la soulagent; plus tard, bains généraux d'eau de son; bains de siège aux feuilles de noyer. A dû garder le lit pendant six semaines. A constamment souffert depuis cette époque; douleurs des reins du côté gauche, s'irradiant quelquefois dans la jambe correspondante, surtout à l'époque des règles. Lorsqu'elle se tourne un peu vivement, elle éprouve une sensation qu'elle compare à celle que produirait le déplacement de la masse intestinale. La malade ne perd plus de sang, ou elle en perd rarement et en très petite quantité à chaque fois. Leucorrhée abondante, épaisse, jaune verdâtre, surtout après chaque époque, ce qui la tourmente beaucoup. Marche bien, mais se fatigue vite, les douleurs augmentent notablement à la suite de chaque marche. Dyspareunie. Depuis un an, envies fréquentes d'uriner. L'appétit est bon, mais les digestions laissent à désirer. Ballonnement fréquent du ventre. Très nerveuse, dort mal. La malade qui était très forte a beaucoup maigri : elle a perdu au moins 40 livres de son poids. Au commencement de 1884, électrolyse (courants constants) ; depuis le printemps de l'année 1885, irrigations vaginales d'eau chaude, à diverses reprises et pendant six semaines; à l'intérieur, fer, quinquina et une foule d'autres médicaments toniques et reconstituants. Dans le ligament large gauche, exsudat gros comme un œuf, assez dur. Utérus volumineux, 8,5. Mobilité très limitée; tiré en arrière et fixé à gauche. Rien d'anormal du côté droit. Col virginal. Bien que la malade ait beaucoup maigri, le massage par la paroi abdominale est encore à peu près impossible tant cette paroi est épaisse. Pendant trois semaines, je suis obligé de faire un massage préparatoire. Il se produit même sur la paroi deux indurations du volume d'un pois. Je réussis cependant à faire, après une vingtaine de jours, le massage par cette voie. Application du procédé pendant trois mois, sans autre interruption que pendant une grippe qui a duré quatorze jours. Exsudat résorbé, utérus mobile. Diminué de volume (8 cent.). Pendant toute la durée du traitement la malade n'a eu qu'une seule perte de sang; plus de leucorrhée. Les douleurs des reins n'existent plus, pas de dysménorrhée au moment de la dernière époque menstruelle. Plus de dyspareunie. Marche relativement longtemps sans fatigue. Appétit et sommeil satisfaisants. Traitement commencé le 12 février terminé le 6 avril 1886. J'ai reçu des nouvelles de cette malade au mois de mars 1888, l'amélioration s'était maintenue, n'avait plus que de temps en temps un peu de leucorrhée (en très petite quantité). A augmenté de 25 livres depuis la fin du traitement.

Observation II

Paramétrite. — Massage. — Guérison.

Mme L... concierge, 32 ans, se présente à l'hôpital le 18 décembre 1889. Grossesse unique, il y a six ans, terminée par un accouchement à terme. Suites de couches difficiles, ne put se lever qu'au bout de deux mois. Frissons, fièvre, sueurs profuses, douleurs, ventre ballonné (cataplasmes laudanisés). Depuis cette époque, douleurs dans le côté gauche, parfois assez violentes pour l'obliger à se coucher. Douleurs de reins le matin. Pesanteur hypogastrique prononcée, surtout à l'approche des règles: celles-ci avancent à chaque période de six à sept jours. Écoulement peu abondant tant qu'il dure, douleur dans les reins des deux côtés; leucorrhée, d'autant plus abondante qu'elle souffre davantage. Alternative de constipation et de diarrhée; celle-ci correspond surtout à la période menstruelle. Migraines, névralgies intercostales (du côté gauche). Névralgie lombo-abdominale. Dyspepsie. Nervosisme; affaiblissement général. Peut, malgré tout, vaquer à ses occupations courantes (sirop d'iodure de fer). Badigeonnages iodés, bains alcalins. Tout cela n'avait abouti à aucune amélioration ; à l'examen pratiqué le 18 décembre 1889 : utérus peu volumineux. Col attiré en arrière et à gauche par des brides du ligament large gauche allant de l'utérus aux parois pelviennes ; du côté droit, infiltration diffuse du ligament large, mais l'ovaire est très douloureux et sensiblement agrandi.

Massage (pétrissage et tension) bien supporté. Après trois semaines de ce traitement, amélioration déjà sensible; après six à sept semaines, le 7 février 1890 on ne trouve plus rien au toucher d'un côté ou de l'autre. Utérus absolument mobile, longueur 8 cent. L'hypéresthésie ovarienne du côté droit n'existe plus ; l'ovaire a presque son volume normal. Plus de leucorrhée; plus de dyspepsie ; amélioration très marquée de l'état général. J'ai revu cette malade au mois d'octobre 1890, l'amélioration s'était maintenue ; tous les accidents douloureux avaient complètement disparu.

Observation III

Paramétrite. — Massage. — Guérison. — Nouvelle poussée.

Mme R... 39 ans, blanchisseuse. Maigre et délicate, rien du côté de l'appareil génital avant son mariage ; mariée en 1876, trois grossesses terminées par des accouchements à terme dont les deux premiers furent faciles. Le troisième qui eut lieu pendant l'automne de 1883, fut suivi d'une pelvi-péritonite. Frissons, fièvre, ballonnement du ventre qui est très douloureux au toucher, dut garder le lit pendant 8 mois. Cataplasmes laudanisés, frictions à l'onguent mercuriel, injections de morphine. Il ne lui est resté de cet accident que quelques douleurs hypogastriques. Le 3 janvier dernier, 3 ou 4 jours après la fin d'une période menstruelle, nouvelle péritonite qui se développe sans cause connue. Les accidents paraissent, cette fois, localisés du côté gauche. Garde le lit pendant plusieurs semaines, entre à l'Hôtel-Dieu; repos absolu sans autre traitement, douleurs sourdes continuelles à gauche, de temps en temps, douleur lancinante commençant au-dessus du genou gauche, s'irradiant le long de la cuisse jusqu'à l'aine et de là vers l'hypogastre. Pesanteur à ce niveau, et en haut vers la partie latérale du thorax. Cette dernière douleur est particulièrement pénible à l'approche des règles. Ecoulement sanguinolent. Presque pas de leucorrhée. Envies fréquentes d'uriner, 30 à 40 fois dans la journée; la nuit elle est forcée de temps en temps de se lever. Miction accompagnée d'une sensation très pénible de cuisson. Urine claire, la malade ne peut rester couchée que sur le côté droit. La pression avec la main sur le côté gauche de la région hypogastrique la soulage. Sous l'influence d'une marche un peu rapide et du moindre faux pas, les douleurs deviennent presque insupportables, va régulièrement à la garde-robe tous les jours. Selles dures, défécation extrêmement douloureuse. Digère mal, nausées, pyrosis, ballonnement du ventre après le repas. Dyspareunie. A dû cesser complètement de travailler depuis l'apparition des accidents. Utérus en situation normale, pas notablement agrandi, situé presque sur la ligne médiane; sa consistance parait un peu plus ferme que d'habitude. Excoriation sur la lèvre postérieure du col, prolongée à l'intérieur du canal cervical. Exsudat du côté gauche, peu épais, assez étendu, séparé du bord latéral correspondant de l'utérus par un espace large d'un travers de doigt et qui paraît sain. Les deux trompes sont un peu tuméfiées et sensibles au toucher. Massage rendu facile par la maigreur et la flaccidité des parois abdominales. La sensibilité extrême de l'exsudat rend pourtant l'application un peu difficile. Au bout de 3 semaines, les manipulations sont bien supportées. Pas de nouveaux accidents à l'époque menstruelle. Après 6 semaines de massage avec deux interruptions correspondant aux règles, l'exsudat a disparu, la salpingite a notablement diminué. Les trompes à peine sensibles au toucher ont à peu près leur volume normal. L'amélioration qui a commencé à se montrer peu de temps après le commencement du massage est maintenant très accusée. La malade est à peu près guérie, les douleurs sourdes et continues n'existent plus ; les douleurs lancinantes ont été beaucoup plus faibles lors de sa dernière époque (pendant les deux jours qui l'ont précédée et le premier jour des règles). A perdu du sang presque normal. Envies d'uriner beaucoup moins fréquentes ; peut faire de longues marches sans difficulté. Plus de dyspareunie ni de dyspepsie ; reprend son métier de blanchisseuse. Le traitement a été commencé le 4 mai et terminé le 19 juin. A l'époque suivante émotion morale vive et ménorrhagie qui l'oblige à garder le lit pendant 8 jours ; lorsqu'elle se lève, douleur dans le côté droit, fièvre, mauvais état général. Elle est revenue me voir dans les premiers jours du mois d'octobre. Rien à gauche, mais à droite, exsudat paramétrique très douloureux à la pression. Impossible de commencer un traitement à ce moment, je lui conseillai de revenir au bout de quelques semaines. Je n'ai pas eu de nouvelles depuis.

Observation IV

Paramétrite. — Massage. — Guérison.

Mme A... 35 ans, lingère. Personne délicate, maigre, de mauvaise mine, à téguments flasques. Réglée à 17 ans ; menstruation toujours irrégulière. Restait parfois 2 à 3 mois sans voir. Les règles étaient remplacées par un écoulement séro-sanguinolent durant 4 jours ; chloro-anémique ; leucorrhée, céphalée habituelle. Pelvi-péritonite il y a 17 ans à la suite d'un accouchement ; garde le lit pendant 15 jours. Il y a 12 ans, métrite à la suite de laquelle elle reste alitée 3 mois, ni l'une ni l'autre de ces maladies n'a eu de suite. A pu reprendre ses travaux habituels. Au commencement du mois de janvier 1891, comme elle lavait son linge, elle a pris froid et les règles se sont arrêtées brusquement ; ventre tuméfié, sensible au toucher, douleurs violentes du côté gauche, nausées, impossibilité de remuer, frissons, fièvre violente. Bien que son état se soit notablement amélioré dans le cours de ces dernières semaines, elle se plaint toujours, depuis cette époque de douleurs vives, lancinantes du côté gauche, s'irradiant souvent dans la jambe correspondante. Ces douleurs lui sont surtout pénibles pendant la marche ; elle est obligée d'avancer très lentement en prenant le plus de précaution qu'elle peut pour éviter les inégalités du terrain. Ne peut pas supporter la voiture ; les cahots provoquent des douleurs telles qu'elle est souvent obligée de descendre. Douleur légère dans les reins, leucorrhée ayant plutôt diminué depuis quelque temps ; le liquide est devenu épais et jaunâtre ; va régulièrement à la garde-robe tous les jours. Amaigrissement plus prononcé depuis quelques semaines ; traits tirés, aspect terreux de la face, travail impossible. Pas de fièvre le soir. A gauche, exsudat grand comme une main d'enfant, occupant le ligament large et immobilisant presque complètement l'utérus. Rien à droite. Utérus volumineux, un peu mou (9 cent.). Exsudat très sensible au toucher; pour pouvoir le masser, il faut procéder avec beaucoup de ménagements; les premières séances furent très courtes; au bout d'une quinzaine de jours je pus agir avec un peu plus d'énergie sans dépasser la mesure. Je fais ensuite dans la même séance le massage de l'utérus lui-même pour tâcher de diminuer son volume. Au bout de six semaines l'exsudat a disparu et l'utérus est devenu tout à fait mobile, je le masse pendant 14 jours encore; longueur 7,5; il est devenu plus ferme; les douleurs ont cessé, un peu avant la dernière époque. Marche facile. Plus de leucorrhée. Appétit bon. Facies meilleur, va beaucoup mieux. Le traitement commencé le 4 mai 1890 fut terminé le 26 juin de la même année; j'ai eu des nouvelles de cette personne au mois d'août 1891, l'amélioration s'était maintenue, seulement depuis la dernière menstruation elle avait eu de nouveau de la leucorrhée.

Observation V

Paramétrite double. — Massage. — Guérison.

Mme A... 23 ans, journalière, réglée à 13 ans, les règles durent 2 ou 3 jours. Leucorrhée. Mariée il y a 4 ans, syphilisée immédiatement par son mari. Traitée et guérie à l'hôpital Saint-Louis; pas de grossesse; s'était toujours bien portée jusqu'en 1887. A ce moment, s'étant surmenée en lavant du linge elle éprouva brusquement une douleur très vive dans le bas ventre; peut difficilement retourner à pied jusque chez elle; elle est obligée de se mettre immédiatement au lit. Fièvre violente, ventre tuméfié, très sensible au toucher, vomissements, impossibilité de remuer dans son lit. Douleurs très vives, continuelles surtout du côté gauche, cataplasmes et lavements laudanisés, frictions mercurielles ; peut sortir, seulement au bout d'un mois. Depuis cette époque, douleur dans le côté gauche, il lui semble que quelque chose se tord dans l'abdomen, cette douleur qui était presque continuelle au début ne se montre plus guère maintenant que pendant la marche. La pression avec la main au niveau du point où elle existe la soulage. Aux approches de chaque époque menstruelle, cette personne est obligée de s'aliter pendant 24 heures. Dès que le sang se montre, elle ne sent plus rien ; la douleur s'irradie souvent dans la jambe gauche et la région épigastrique. Maux de reins habituels, envies fréquentes d'uriner ; urines souvent chargées ; pas de sensation de brûlure ; ventre dur et tendu. Constipation habituelle ; ne va que tous les 4 à 6 jours à la garde-robe ; ténesme.

Dyspareunie ; lorsqu'elle s'assied, sensation de pesanteur avec tendance au sommeil. Digestions mauvaises, nausées fréquentes. A l'approche des règles, poussée congestive douloureuse du côté des mamelles, céphalalgie ; tout cesse, lorsque l'écoulement est établi. Amaigrissement prononcé depuis quelque temps. Travail impossible, dort mal la nuit.

Utérus peu volumineux, en antéflexion ; moins mobile à gauche et un peu dur. De ce côté, exsudat assez mou, peu épais séparé par une rainure du bord de l'utérus, occupant une grande partie du ligament large, et pas trop douloureux au toucher. Du côté droit exsudat plus petit dans le ligament large, le long du bord latéral de l'utérus sur une largeur d'un travers de doigt ; cet exsudat est un peu plus dur que celui du côté opposé. Rien d'anormal du côté des ovaires et des trompes. Massage très facile au bout de 8 jours ; après 15 jours de traitement, apparition de la période menstruelle. Les phénomènes douloureux observés auparavant du côté des reins ne se montrent pas cette fois. Après 5 semaines de traitement, il ne reste plus de trace de l'exsudat de gauche ; à droite, il existe encore une faible induration. L'état général étant excellent, on suspend le traitement qui n'avait paru exercer que très peu d'influence sur le dernier point d'induration dont nous avons parlé. Plus de douleurs, aucune perte. La malade peut marcher longtemps et monter les escaliers sans fatigue ; la tendance au sommeil dont elle se plaignait n'existe plus ; le ventre est souple, sans ballonnement, selles régulières tous les deux jours sans lavements ; céphalée insignifiante et très supportable. Plus de dyspareunie Appétit excellent, digère bien, reprend de l'embonpoint et peut travailler comme par le passé. Le traitement commencé le 8 mai 1890, était terminé le 28 juin de la même année. J'ai revu cette personne au mois d'octobre 1891 ; elle a repris des forces et peut travailler absolument comme avant la maladie.

Observation VI

Double paramétrite. — Massage. — Guérison.

Mme L... 30 ans, cuisinière. Grossesse, il y a 7 ans terminée par un accouchement à terme. Nouvelle grossesse il y a 6 ans, terminée par un avortement. Se remet assez bien. Il y a trois ans, ressent en montant un escalier, une vive douleur dans le côté droit ; cette douleur gagna rapidement le côté gauche ; elle avait presque disparu au bout de 2 mois.

A cette époque, pesanteur dans le bas ventre; prise de nouveau de douleurs analogues à celles d'il y a 3 ans (juin 1881); elles s'irradient jusque dans la jambe droite, apparaissent régulièrement tous les jours vers 8 heures du matin. On en eut raison après un traitement de 10 jours par les vésicatoires, les pointes de feu et les cataplasmes. Plus tard douleur de reins, leucorrhée, envies fréquentes d'uriner 10 à 12 fois par jour et autant la nuit. Depuis l'année dernière, constipation rebelle. Dysménorrhée d'autant plus violente que l'écoulement menstruel est moins abondant. La douleur commence au moment où le sang se montre et persiste tant que les règles durent; c'est-à-dire, 4 à 5 jours. Pendant ce temps, la malade est constamment obligée de garder le lit. Huit jours plus tard, nouvelle poussée douloureuse moins forte que celle de la période menstruelle ; elle se prolonge pendant une huitaine, après cela la malade reste relativement tranquille jusqu'à la période suivante. La marche la fatigue beaucoup et elle exaspère la douleur hypogastrique ; celle-ci est aiguë, lancinante plus forte à droite qu'à gauche; utérus plus volumineux qu'à l'état normal (8 cent.), consistance plus molle. Il est complètement immobilisé et enclavé entre deux masses d'exsudat très sensibles au toucher; celle de gauche est plus volumineuse et plus sensible que celle de droite; celle-ci est plus ferme et plus consistante que l'autre, ce qui permet de supposer qu'elle est de date plus ancienne. L'ovaire droit est un peu plus gros, un peu plus dur, sensible au toucher et déplacé derrière le bord de l'utérus.

Le traitement est commencé le 22 novembre 1890 ; le 2 janvier 1891, elle était dans l'état suivant : le volume de l'exsudat du côté gauche est diminué de moitié; celui de l'exsudat du côté droit de 2/3; utérus presque mobile. A la dernière époque menstruelle, la malade n'a ressenti qu'une douleur légère et facilement supportable; la leucorrhée a sensiblement diminué, la marche est plus facile. Le 15 janvier 1891, on constate la disparition complète de l'exsudat ; l'utérus est tout à fait mobile; il est un peu augmenté de volume. L'ovaire quoique diminué de volume reste un peu gros et un peu dur.

La dernière période s'est passée sans la moindre douleur ; guérison parfaite. Plus de pesanteur hypogastrique. Plus de leucorrhée ; 3 ou 4 mictions dans la journée ; plus de constipation. J'ai revu cette malade le 8 janvier 1892; elle avait été très bien, jusqu'au milieu de décembre ; à ce moment, la malade est sous le coup du surmenage et d'émotions morales pénibles ; elle a perdu son mari ; ressent depuis ce temps un peu de douleur à droite.

Observation VII

Paramétrite. — Rétroflexion. — Massage. — Guérison.

Mme L... 29 ans. Réglée à 16 ans. Toujours un peu dysménorrhéique. Ses règles durent habituellement 5 jours. Leucorrhée liquide comme du blanc d'œuf. Robuste. Mariée à 17 ans. Grossesse à 20 ans, suivie d'un accouchement régulier et à terme. 2e grossesse il y a 2 ans, terminée par un accouchement difficile. On a dû introduire la main dans l'utérus pour extraire le placenta. Le lendemain, frissons et fièvre. Ventre tendu, douloureux à la pression: douleurs profondes, très violentes. Compresses d'eau glacée, badigeonnages au collodion, injections de morphine. Peut quitter le lit au bout de 3 semaines; toujours malade depuis ce temps. Presque tous les jours, sensations de pression très douloureuse du côté de l'anus. Besoin constant d'aller à la garde-robe. La douleur est surtout vive lorsqu'elle marche un peu vite. Soulagement lorsqu'elle applique les deux mains sur le bas-ventre. A un peu mal aux reins à l'approche des règles. Envies fréquentes d'uriner, moindres toutefois depuis un an. Va presque tous les jours à la garde-robe sans douleurs. Perd en outre un liquide glaireux filant, qu'elle compare à du verre fondu. Sensation de brisement dans les membres inférieurs. Dans la marche se fatigue très vite ; elle est comme anéantie. Ballonnement du ventre. Ne peut supporter des habits serrés. Appétit mauvais, doit faire de grands efforts pour manger. Répugnance pour les aliments surtout pour la viande. Palpitations, céphalée moindre depuis quelque temps. Sensation de constriction du thorax ; pleure sans la moindre cause, se trouve souvent mal. Il y a 3 ans ulcération du col utérin traitée par les applications d'iodoforme ; et la cautérisation au fer rouge. — Utérus volumineux, en rétroflexion complète (9 cent.) de consistance normale, attaché au rectum par un exsudat plutôt mince, s'étendant autant qu'on peut le croire au dessous de l'isthme; la trompe gauche est un peu tuméfiée. Rien dans les ovaires qui sont déplacés en bas dans le cul-de-sac postérieur. Après 15 jours de traitement amélioration déjà sensible. Les premières règles ont été notablement moins douloureuses que celles d'auparavant. Lorsque la malade revient se faire traiter après la fin de la seconde époque menstruelle, je constate avec surprise que l'utérus ayant quitté la place où il se trouvait antérieurement, s'était élevé dans le bassin et paraissait redevenu complètement mobile en tous sens.

Il est toujours un peu plus volumineux qu'à l'état normal. Comme la leucorrhée bien que diminuée continue, on le masse seul. Après trois semaines de ce nouveau traitement, il a presque repris son volume (7 cent. 5); la trompe est redevenue normale. Le 26 juin 1891 l'état général s'était notablement modifié dans un sens favorable; regard vif, état général satisfaisant. (Le traitement avait duré 2 mois). N'a plus senti qu'un peu de pression vers l'anus au moment des dernières règles. Peut faire de longues marches sans douleur ni fatigue. Les fonctions digestives sont satisfaisantes. L'écoulement blanc est devenu épais, colloïde et s'est tari. L'utérus est resté dans la position indiquée. Accidents hystériformes persistants mais plus légers qu'autrefois. A la fin de novembre l'amélioration s'était maintenue et les troubles nerveux avaient diminué au point de devenir insignifiants.

Observation VIII

Paramétrite. — Rétroflexion. — Massage. — Guérison.

Mme M... 22 ans, femme de ménage. A vingt ans, grossesse, terminée par un avortement au 3e mois, accompagnée d'une métrorrhagie abondante. Deux jours plus tard, frissons, fièvre, tuméfaction et sensibilité du ventre au toucher. Douleurs violentes ; est obligée de garder le lit pendant 3 semaines. Depuis cette époque, elle a toujours souffert, c'est à peine si elle a pu s'occuper de temps à autre de son ménage. Douleur dans les reins ; pesanteur hypogastrique. Cette sensation est plus accusée lorsqu'elle marche un certain temps surtout à l'approche des règles. La pression sur le bas ventre la soulage. Sensation désagréable au niveau des aines; il y a des moments où elle ne ressent rien pendant des heures entières. Elle ne peut marcher que très lentement et avec de grandes précautions; se plaint d'une sensation de douleur lancinante, qu'elle localise assez bien dans la région de l'utérus et dans celle du rectum. Les faux pas, les cahots des voitures sont extrêmement douloureux. Elle se fatigue très vite; les règles sont toujours de courte durée (2 jours au plus); sang normal. Depuis sa fausse couche, dysménorrhée telle qu'elle est obligée de garder le lit à chaque époque menstruelle. Les douleurs vives ne durent que pendant les 24 heures précédant la sortie du sang; elles disparaissent en partie lorsque l'écoulement s'est établi. Pas de leucorrhée, envies fréquentes d'uriner; quelquefois, sensation de brûlure. Constipation; ne peut aller à la garde-robe que tous les deux ou trois jours sans lavements. Douleurs hypogastriques beaucoup plus violentes à ce moment. Cette malade a beaucoup maigri, pas d'appétit, digestion satisfaisante. Névralgie fréquente dans la région précordiale. Depuis quelques mois, céphalalgie quotidienne plus prononcée au moment des règles. Très nerveuse; dort peu et mal. Utérus un peu augmenté de volume, en rétroflexion et fixé au rectum; exsudat rétro-utérin assez résistant, se prolongeant sous forme de tuméfaction, diffuse dans le ligament large gauche jusqu'à la paroi pelvienne, sensibilité prononcée au toucher. Rien dans les ovaires ni dans les trompes; celles-ci sont comme l'utérus déplacées en bas. Les manipulations se font sans difficulté par voie rectale; elles sont facilement supportables au bout de 14 jours. On les continue pendant l'époque des règles. L'amélioration a lieu avec une rapidité extraordinaire. Au bout d'une quinzaine de jours, la malade fait sans difficultés le trajet de Grenelle à la rue Chaptal à pied; pas la moindre douleur. Après trois semaines de massage, menstruation sans accidents. Le traitement commencé le 2 avril fut terminé le 12 mai 1891 (montrée à la clinique ce jour là); la malade peut à ce moment là marcher même très vite, sans ressentir autre chose qu'un léger picotement aux régions inguinales. Règles indolentes. Fonctions digestives excellentes; a repris de l'embonpoint. Névralgie intercostale insignifiante et rare. Dort bien, plus de céphalalgie, selles régulières, aspect général meilleur; utérus mobile et insensible au toucher; je l'ai revue le 3 octobre, l'état général était le même.

Observation IX

Paramétrite chronique. — Rétroflexion. — Massage. — Guérison.

Mme M... 26 ans. Réglée à 15 ans, toujours faible; leucorrhée habituelle. Ecoulemen[illegible]struel abondant. Mariée depuis 3 ans 1/2. Accouchen[illegible] il y a 3 ans, terminé au forceps; accidents éclamptiques à la suite; 15 mois plus tard, second accouchement terminé également au forceps: depuis son premier accouchement a toujours eu des maux de reins, les douleurs s'irradient jusqu'entre les omoplates et vers les deux aines; elles sont aiguës et lancinantes. Leucorrhée abondante: liquide jaunâtre, à certains moments plus épais qu'à d'autres; dans ces moments là, les douleurs sont plus vives; d'autres fois, le liquide ressemble à du blanc d'œuf; grande faiblesse des jambes. Constipation habituelle, vives douleurs pour aller à la garde-robe. Dyspareunie. Ces phénomènes se sont accentués après le 2e accouchement; de plus il y a eu après chaque époque des ménorrhagies inquiétantes. Dans le cours de l'automne dernier les douleurs inguinales ont été plus accusées; leur intensité est très variable d'un côté, et de temps en temps elles s'irradient vers la partie supérieure de l'abdomen. Les douleurs augmentent avant le moment des règles ; mais elles persistent tant qu'elles durent ; depuis quelques mois, la malade est obligée de garder le lit. Ne peut aller à la garde-robe sans lavements depuis 6 mois. Coliques et diarrhée. Se fatigue très vite; monte difficilement les escaliers. Pouls faible; bourdonnements d'oreilles tels qu'ils empêchent la malade de s'endormir pendant un certain temps. Elle est très nerveuse, a de fréquentes palpitations, tremble à propos de rien plusieurs heures de suite; étouffements à la moindre contrariété. Il lui est impossible depuis plusieurs mois de s'occuper de son ménage. Traitée pendant quelques semaines dans une clinique particulière par l'électricité sans résultat ; son état paraît plutôt avoir été aggravé.

Le traitement a été commencé le 7 avril 1891.

Longueur de l'utérus 9 cent. consistance normale; rétroflexion. Exsudat volumineux et de consistance assez ferme, dans le cul-de-sac de Douglas; cet exsudat qui s'étend jusqu'à l'isthme et aux parties latérales du bassin est très sensible au toucher; il paraît comprimer le rectum dont le diamètre est diminué à ce niveau. Sur la lèvre postérieure du col, petite ulcération saignant au moindre contact. Rien dans les annexes.

On ne peut atteindre l'exsudat que par voie rectale. La malade supporte bien le massage; se sent déjà plus forte au bout de quelques jours. 12 jours après le début du traitement, a pu marcher 3 heures sans trop de fatigue. 3 jours plus tard époque menstruelle. Auparavant, elle éprouvait des accidents dysménorrhéiques tels qu'elle était obligée de se mettre au lit 2 jours au moins avant l'apparition de l'écoulement. Cette fois elle a été absolument surprise par l'apparition des règles; elles s'étaient prolongées pendant

10 jours la dernière fois; cette fois elles durent seulement 5 jours. La constipation antérieure a disparu; depuis la fin d'avril, selles régulières et indolentes. Leucorrhée diminuée; plus de bourdonnements d'oreilles, dort bien; plus d'excitation nerveuse, plus de palpitations ni de tremblements ni d'étouffements. Monte les escaliers sans la moindre peine, l'aspect général ne laisse rien à désirer. Le 28 mai, l'utérus qui garde sa situation vicieuse est devenu mobile; il reste un peu de catarrhe; pour en avoir raison je masse l'utérus, par la paroi abdominale qui est flasque et peu épaisse. Au bout de 30 jours l'utérus a diminué notablement de volume et sa consistance est moins ferme; ulcère guéri, plus de leucorrhée [1]. Cette personne a été présentée de nouveau à la clinique de M. Péan le 8 janvier dernier; son état est resté excellent depuis la fin du traitement; elle peut vaquer sans difficulté aux soins de son ménage Depuis 3 mois, un peu de leucorrhée au moment de la période menstruelle; l'utérus qui était en rétroflexion la veille du jour où je la présentai à la clinique était ce jour là en antéflexion.

Observation X

Paramétrite gauche. — Rétroflexion et latéro version gauche. — Massage. — Disparition de l'exsudat. — Guérison des accidents.

Mme D. C. 38 ans. 6 enfants. Dernier accouchement il y a deux ans et demi; jusqu'à ce moment n'avait jamais

1. Par suite du gros volume de l'utérus et de l'étroitesse du petit bassin, il me fut impossible de faire un redressement. Quelques jours avant la fin du traitement, l'utérus était remonté dans le grand bassin, où il semblait devoir rester.

rien éprouvé qui pût attirer l'attention du côté des organes pelviens. Accouchement à terme et régulier. Deux mois plus tard ménorrhagies, puis métrorrhagies. Curetage de l'utérus; le lendemain frissons et fièvre; puis plus tard douleurs aiguës à l'hypogastre et sensation de pression du côté du rectum. Pendant 3 mois pas d'hémorragies utérines; elles reparaissent au bout de ce temps plus abondantes qu'auparavant. On les arrête par les injections d'eau très chaude. Douleur de reins surtout à droite; élancements dans l'hypogastre pendant la marche, les cahots d'une voiture lui sont complètement insupportables. Station assise très pénible, est obligée de s'asseoir doucement sur un seul côté. Depuis le mois d'avril 1891, les métrorrhagies se sont arrêtées. Elle est dans un service d'hôpital; on lui propose la laparotomie qu'elle refuse. Entre à l'hôpital Saint-Louis (service de M. Péan) dans les derniers jours du mois de juin 1891. Comme j'étais sur le point de partir pour Ragatz, M. Péan, la prie de revenir à mon retour dans les premiers jours d'octobre. Le 3 de ce mois nous la trouvons dans l'état suivant : utérus un peu augmenté de volume et de consistance relativement dure; exsudat assez volumineux, aplati de consistance pâteuse, il est difficile de fixer sa limite supérieure; elle parait s'étendre jusqu'au fond de l'utérus qui est en rétroflexion attiré en bas à gauche et très peu mobile. Rien dans les annexes.

Outre les symptômes indiqués la malade éprouve des douleurs violentes toutes les fois qu'elle va à la garde-robe; selle seulement tous les 2 ou 3 jours. Leucorrhée glaireuse, plus abondante aux époques menstruelles. Envies fréquentes d'uriner (10 à 12 fois dans la journée). Mictions accompagnées d'une sensation de brûlure; les urines sont parfois très chargées. La marche est pénible et détermine vite la fatigue. La malade se plaint de souffrir surtout vers l'extrémité du coccyx ; la pression à ce niveau ne produit rien.

Massage par la paroi abdominale et par le rectum ; bien supporté, quoi qu'il se soit formé au bout de quelque temps comme cela arrive quelquefois de petits points d'induration sur la paroi abdominale. Après dix jours de traitement, la douleur coccygienne s'est atténuée à tel point que la malade peut venir d'assez loin en omnibus sans douleur tandis qu'auparavant les moindres cahots provoquaient de violentes douleurs. Défécation moins douloureuse. Depuis une quinzaine de jours, selles quotidiennes normales. Présentée à la clinique le 13 novembre 1891. Plus de leucorrhée, 5 à 6 mictions par jour non douloureuses ; ne se fatigue plus. Utérus moins dur à la palpation et mobile. Rétroflexion et latéroversion gauche persistantes. J'ai eu de ses nouvelles le 13 janvier dernier, l'amélioration s'était intégralement maintenue.

Observation XI

Paramétrite chronique du côté gauche. — Latéro-version droite. — Massage. — Guérison.

Mme M..., 21 ans, couturière, de Colombes. Toujours bien portante. Il y a 6 ans, fausse couche avec métrorrhagie abondante. Dut garder le lit deux mois. A la suite, faiblesse générale ; leucorrhée profuse, écoulement d'un jaune verdâtre. Nouvelle grossesse, accouchement régulier un an plus tard. Il y a 8 mois, frissons, fièvre, douleur dans les reins, nausées et vomissements ; ventre ballonné, sensible au toucher ; ces accidents sont apparus brusquement sans cause connue. Compresses glacées sur l'abdomen ; lavements laudanisés, garde le lit pendant plus de deux mois ; depuis ce moment, sa santé a toujours laissé à désirer ; douleur presque continuelle dans le côté gauche. Sensation de pression dans la profondeur du bassin. Appétit nul, s'est levée depuis 9 semaines, mais elle est si faible qu'elle est souvent obligée de se coucher au cours de la journée; excitation nerveuse habituelle; insomnie. Ether, bromure de potassium, injections sous cutanées d'un sel de caféine, vin de quinquina, cataplasmes de farine de graine de lin, pointes de feu ; a mal aux reins surtout pendant la marche. Envies fréquentes d'uriner. Depuis 3 mois, les règles ont une tendance manifeste à avancer. Moins abondantes qu'autrefois; sang pâle. N'avait d'abord de la dysménorrhée qu'au début, souffre maintenant pendant toute la période. Douleurs dans les reins et des deux côtés. Marche toujours tant bien que mal, mais elle est très fatiguée et ne peut s'occuper d'aucun travail. Le ventre a une grande tendance à se ballonner. Souffre surtout beaucoup à gauche lorsqu'elle marche ; sensation d'une boule qui roulerait en dedans; la douleur s'irradie souvent dans la jambe correspondante ; produisant une sorte de crampe « comme si on lui tirait les nerfs ». Dyspeptique ; gastralgie et névralgie intercostale du côté gauche. Etourdissements, vertiges, grande faiblesse générale. Dans l'épaisseur du ligament large gauche, exsudat du volume du poing, mou, élastique, sensible au toucher, plus volumineux vers la base. L'utérus, fortement dévié à droite est assez mobile ; col porté à gauche. Métrite légère ; 7 cent. 1/2. La consistance de l'organe paraît un peu augmentée. Ovaire gauche gros comme une noisette, sensible au toucher et fixé à la paroi pelvienne latérale. Traitement facilité par la maigreur de la malade ; difficile malgré cela à cause de son état nerveux ; je n'arrivai à appliquer le massage comme il devait l'être qu'après 15 jours de traitement préparatoire. La tuméfaction locale disparait très vite et après un massage de 6 à 7 semaines interrompu seulement pendant la durée d'une époque menstruelle, il n'en reste plus de traces; utérus mobile en tous sens, légèrement incliné à droite. Ovaire toujours douloureux; il a presque repris son volume normal, et sa mobilité par suite de l'extension de son adhérence. Depuis une quinzaine de jours, la malade peut marcher sans difficulté; pas de douleur même dans le côté gauche. La dernière époque, a été complètement tranquille. Appétit excellent, la digestion se fait bien, la névralgie intercostale est notablement moindre. La malade se sentant plus forte, peut, sans se fatiguer, s'occuper de son ménage. L'excitation nerveuse persiste; cependant une amélioration s'est produite de ce côté. Ecoulement leucorrhéique moins épais, et en très petite quantité. Le traitement commencé le 6 avril 1890 a été terminé le 2 juin.

J'ai reçu des nouvelles au mois de janvier 1891. Le nervosisme a notablement diminué. Pas la moindre douleur aux deux dernières époques, leucorrhée de même caractère qu'à la fin du traitement, peut-être un peu plus abondante.

Observation XII

Paramétrite. — Rétroversion. — Massage. — Guérison.

Mme D. M. 23 ans. Chloro-anémique. Réglée à 16 ans. Leucorrhée d'un blanc verdâtre habituelle. Mariée à 20 ans. Accouchement l'année suivante. Cinq mois plus tard, lassitude générale, douleurs des reins, ballonnement du ventre après les repas. Augmentation des pertes blanches. Œdème des jambes.

Un jour, au moment d'une époque menstruelle, elle eut après avoir longtemps piqué à la machine des frissons, de la fièvre, des nausées ; garda le lit 15 jours. Sensibilité hypogastrique très vive. Cataplasmes laudanisés. Souffre toujours depuis cette époque. Douleurs hypogastriques notablement augmentées par la marche et surtout les cahots des voitures, élancements des deux côtés surtout à gauche, s'irradiant dans les jambes. Injections de tannin. Douleurs à l'époque des règles.

Envies fréquentes d'uriner (10 à 12 par jour), il lui est impossible aujourd'hui de piquer à la machine. Ballonnement du ventre ; très essoufflée après avoir monté les escaliers, accidents nerveux, palpitations. Orifice du col utérin entr'ouvert ; fente portant sur toute la longueur du col, ulcération peu étendue, saignant facilement au toucher et siégeant sur sa lèvre antérieure.

Utérus peu augmenté de volume, ferme au toucher, en retroversion ; peu mobile, tiré un peu à gauche par un exsudat volumineux mou occupant tout le ligament large. A droite, tuméfaction diffuse, très sensible au toucher peu appréciable dans le ligament large. Le traitement fut assez long à produire des résultats. L'exsudat disparut en grande partie ; on constata la présence de deux cordons durs, séparés par un espace du volume du pouce ; presque parallèles au début ; à mesure qu'ils divergent ils semblent diminuer de volume pour se porter vers les parties latérales du bassin en partant des bords de l'utérus ; l'un d'eux parait gros comme une sonde cannelée, l'autre comme un gros stylet, tous deux sont très sensibles au toucher. Après 2 mois de traitement, il ne restait plus qu'une petite induration à peine sensible au toucher dans la partie externe au ligament large droit. Utérus mobile déplaçable sans difficulté à gauche mais revient aussitôt après du côté droit. Ulcération guérie sans autre traitement; plus de dysménorrhée ni d'envies fréquentes d'uriner, leucorrhée peu abondante et seulement à la suite de la période menstruelle; moins d'excitation nerveuse. Le traitement commencé le 9 avril 1890, fut terminé le 20 juin; montrée à la clinique à ce moment.

Au mois d'octobre 1891 même état.

Observation XIII

Paramétrite ancienne (exsudat dans le cul-de sac de Douglas). — Rétroversion de l'utérus. — Massage. — Guérison.

Mme C..., 33 ans, de Montluçon (Allier).

Menstruation régulière jusqu'à l'époque de son mariage (mariée à 16 ans). Depuis ce moment, la quantité de sang a toujours été très faible; les règles durent deux jours; elle est restée parfois plusieurs mois sans rien voir. Jamais de grossesse. Eprouve de temps en temps depuis 10 ans des douleurs dans le bas ventre. Il y a deux ans, elle fut prise après avoir dansé longtemps de violentes douleurs accompagnées de fièvre dans le côté gauche de la région hypogastrique; elle fut obligée de garder le lit pendant 6 semaines. A l'époque menstruelle suivante, accidents de même ordre mais notablement plus légers. Depuis lors, elle a été presque toujours souffrante. Douleur dans le côté gauche, surtout à l'époque de la menstruation; cette douleur a été si violente que la malade a dû, à chaque fois, garder le lit plusieurs jours. Sensation de compression dans l'hypogastre qui la gêne beaucoup durant la marche. Un peu de leucorrhée;

écoulement plus abondant après l'époque menstruelle. Constipation habituelle, selles tous les quatre jours seulement. Défécation très douloureuse. Dyspareunie. Il lui est difficile d'aller en voiture tant les cahots sont pénibles. Peut marcher, mais se fatigue très vite; la station debout est également pénible, facies abattu, état général peu satisfaisant.

Utérus de consistance ferme (8 cent). Rétroversion. Cet organe est immobile, il est un peu dévié à gauche et cela probablement par suite de la traction qu'exerce sur lui une bride inflammatoire existant dans le ligament large de ce côté. Dans le cul-de sac de Douglas, on trouve surtout à gauche une zone résistante très douloureuse au toucher; l'induration s'étend derrière la paroi postérieure du vagin à deux cent. jusque dans l'épaisseur de la cloison recto-vaginale, elle se prolonge dans la partie postérieure du ligament large gauche; enfin une autre portion assez mince s'étend de ce ligament vers le sacrum en suivant la paroi pelvienne.

Utérus fixé à gauche et en arrière.

Massage commencé le 11 mars 1890, et poursuivi sans interruption sauf l'époque des règles, jusqu'au 3 mai. Le 9 mai la malade est dans l'état suivant: utérus tout à fait mobile; toujours en rétroflexion et dévié à gauche; longueur 7 cent 5; on ne trouve plus rien de la bride inflammatoire, l'exsudat du cul de-sac de Douglas et du ligament large a complètement disparu. On a fait dans ce cas, le massage par la paroi abdominale, par la voie rectale, et la tension.

L'aspect général est meilleur et les forces sont revenues. N'éprouve plus de douleurs dans le côté droit que quand elle s'est fatiguée; ces douleurs sont légères. Rien au moment des dernières époques, peut marcher sans difficulté.

Va presque tous les jours à la garde-robe sans douleurs; plus de leucorrhée ni de dyspareunie.

Cette personne m'a écrit au mois de décembre 1891, la guérison s'était maintenue.

Observation XIV

Paramétrite chronique double. — Rétroversion utérine. — Massage. — Guérison.

Mme M... lingère, 27 ans.

S'était toujours bien portée jusqu'en 1883; deux grossesses terminées par des accouchements réguliers à terme.

Le 14 juillet 1885, avortement avec métrorrhagie abondante, 4 jours plus tard, frissons et fièvre. Accidents de péritonite pelvienne. Lavements laudanisés, injections d'eau chaude 4 fois par jour, amélioration. Quinze jours après ces accidents elle est prise d'une leucorrhée qui n'a plus cessé et dure encore. Liquide abondant, d'un jaune verdâtre, irritant fortement les téguments. Les règles se sont montrées de nouveau six semaines après qu'elle a quitté le lit. Digère mal, un peu de constipation, s'est beaucoup amaigrie. Marche avec peine; est obligée d'incliner fortement le tronc en avant; souffre moins lorsque l'abdomen est soutenu, se fatigue très vite. Trois vésicatoires: un au milieu du ventre, et deux sur les côtés. Je vois pour la première fois cette malade le 17 janvier 1890. Utérus volumineux (9 cent.) de consistance molle; attiré et fixé en arrière (Rétroversion) par des brides inflammatoires étendues siégeant dans l'épaisseur des ligaments larges; ceux-ci sont notablement raccourcis surtout à gauche, le péritoine et les ovaires paraissent libres; la trompe droite semblant un peu épaissie, est douloureuse et légèrement tordue.

Massage très difficile, surtout à gauche, par suite de la situation profonde du résidu inflammatoire assez douloureux, mais la malade le supporte sans trop se plaindre. Au bout de six semaines, le ligament large droit est presque libre tandis que le gauche laisse encore beaucoup à désirer, l'utérus est plus mobile qu'il ne l'était. La malade interrompt son traitement pendant 2 mois. Lorsqu'elle revint elle était à peu près dans le même état qu'au moment de l'interruption. Je continue le traitement pendant 7 semaines; au bout de ce temps, l'utérus, était redevenu en grande partie mobile; le fond pouvait être déplacé sensiblement en avant et ramené au dessus du promontoire; diminution de volume (8 cent.) La trompe droite est un peu moins grosse qu'elle ne l'était sans être revenue à son volume normal. Toujours un peu de rétraction dans le ligament large gauche. Etat général excellent. Pas la moindre douleur aux deux dernières périodes menstruelles. Elle ne perd presque plus; le liquide de verdâtre qu'il était est devenu jaune, il a la consistance du blanc d'œuf. Miction indolente. Appétit bon, digère bien, va tous les deux jours à la garde-robe sans difficulté. Montrée à l'hopital le 23 mai 1890; elle était guérie à ce moment. Je ne l'ai plus revue.

Observation XV

Paramétrite. — Rétroversion. — Massage. — Guérison.

Mme M..., 27 ans, couturière.

Réglée à 16 ans, depuis lors a toujours souffert dans le bas ventre. Grossesse terminée par un accouchement normal il y a un an. Leucorrhée peu abondante. Un médecin consulté alors par cette personne avait diagnostiqué une rétroversion avec conservation de la mobilité de l'utérus. Un pessaire appliqué à ce moment n'a pu être supporté. Au commencement du mois de janvier dernier, poussée de péritonite au moment d'une époque menstruelle. Ventre tuméfié et sensible à la pression ; pendant 8 jours il lui fut impossible de faire le moindre mouvement; dut garder le lit pendant 1 mois ; a toujours souffert depuis. La douleur est devenue plus vive surtout à droite ; et à peu près permanente. La malade souffre beaucoup plus quand elle marche ; elle se plaint surtout d'une sensation de pression sur le rectum ; 7 à 8 fois par jour, elle éprouve le besoin d'aller à la garde-robe (épreintes). Ces phénomènes sont d'autant plus sensibles qu'ils se présentent surtout quand la malade est restée un certain temps assise (elle est obligée de rester longtemps assise par la nature même de ses occupations.) Les règles sont si douloureuses surtout le premier jour, qu'elle est obligée de garder le lit dès qu'elles se montrent. Elle est souvent obligée de s'arrêter pendant 4 à 5 minutes lorsqu'elle marche, parce que l'une ou l'autre jambe refuse le service ; miction fréquente surtout à l'approche des règles et pendant qu'elles durent. Pas de constipation ; la défécation n'est pas douloureuse. Leucorrhée peu abondante. Ballonnement du ventre ; il lui semble qu'une bande rigide monte de l'hypogastre vers l'épigastre et détermine une sorte de compression. Dyspareunie extrême. L'utérus n'est pas beaucoup plus volumineux que d'habitude (long. 8 cent.) ; sa consistance est à peu près normale. Rétroversion. Exsudat dans le cul-de-sac postérieur ; situé très haut, il est difficile à atteindre même par voie rectale et paraît adhérer à la partie supérieure de la face postérieure du corps et du fond de l'utérus. Cet exsudat est aplati, peu volumineux et très sensible au toucher. Rien dans les trompes ni les ovaires.

Massage par voie abdominale et rectale très difficile à cause de la situation de l'exsudat; on le facilite en élevant légèrement le bassin. L'application du procédé est tellement douloureuse que dans les premiers jours j'ai dû pour la faire, commencer par mettre des suppositoires opiacés et et belladonnés. Au bout de 5 semaines, l'exsudat étant en grande partie résorbé, on fait la tension par le procédé habituel et en se servant de l'utérus comme d'un levier.

Après 7 semaines de traitement, il ne reste plus de traces de l'exsudat; l'utérus, tout à fait mobile, continue d'être en rétroversion.

Amélioration rapide et progressive. Le traitement a été commencé le 20 décembre 1889; le 27 février 1890, la malade est dans l'état suivant :

Les douleurs des deux côtés ont complètement disparu; la dernière époque menstruelle s'est passée sans souffrance. Ne ressent presque plus rien de la pression sur le rectum. Mictions un peu trop fréquentes. Plus de pertes blanches, la sensation de boule dont elle se plaignait est devenue de plus en plus rare. Le dyspareunie n'existe plus; il y a quelques jours, la malade a pu parcourir un assez long trajet sans être obligée de se reposer. Reste assise aussi longtemps qu'elle le veut. J'ai reçu des nouvelles de cette personne à la fin de 1891. L'amélioration s'est maintenue; elle n'a plus que quelques douleurs d'ailleurs très supportables à l'époque des règles et peut exercer son métier sans difficulté. Les sensations subjectives ont presque disparu. Plus de leucorrhée.

Observation XVI

Paramétrite du côté droit. — Rétroversion. — Massage. — Guérison.

Mme B..., 33 ans, passementière.

Grossesse terminée par un avortement il y a 12 ans. Depuis lors, leucorrhée profuse ; ménorrhagies. Plusieurs médecins consultés alors ont parlé de corps fibreux. Il y a 6 ans, nouvelle grossesse, nouvel avortement : métrorrhagies abondantes. Pendant six semaines, fièvre violente. Douleur du côté droit de l'hypogastre, s'irradiant dans la cuisse correspondante. Traitée pendant 3 mois à l'hôpital Ténon pour une péritonite ; va bien pendant 5 à 6 mois, puis les douleurs reparaissent. Rentre de nouveau à l'hôpital ; cette fois on constate une métrite chronique accompagnée d'adhérences du côté droit. Pendant 3 mois, pointes de feu ; alternatives d'amélioration et d'exacerbation.

Au mois de janvier 1890 prend froid au moment de la période menstruelle ; des douleurs semblables à ce qu'elles étaient d'abord reparaissent, mais plus intenses.

Douleurs de reins comparables à celles qui existent au moment de l'accouchement. Reste 12 jours au lit, les douleurs se sont apaisées peu à peu. Douleurs de reins, pesanteur dans le bas-ventre, tiraillements du côté droit ; s'irradiant dans la cuisse correspondante. Leucorrhée surtout au moment des poussées douloureuses ; constipation habituelle ; ne va au cabinet que tous les 3 jours si elle ne prend pas de remèdes ; selles douloureuses ; elle les retarde aussi longtemps que possible. Dysménorrhée, douleurs rénales des deux côtés surtout à droite. Ventre souvent ballonné le soir ; cette tuméfaction a disparu le matin. Digestion capricieuse. Se fatigue très vite à la marche ; ne peut supporter les cahots de la voiture. Obligée de s'asseoir sur un seul côté et de chercher une position dans laquelle elle ne souffre pas. Mauvais aspect ; névralgie intercostale du côté gauche. Je vois la malade pour la première fois le 10 juin 1890.

L'utérus est plus volumineux que d'habitude (8 cent.) et il est un peu ferme, fixé à droite par un exsudat paramétrique ancien ; déviation légère de ce côté et rétroversion. Par voie rectale, on trouve dans le cul-de-sac postérieur du vagin, un exsudat résistant qui paraît faire corps avec le premier, mais il semble plus mou et plus sensible. Ovaire droit gros comme une petite noix, plus dur et plus sensible que d'habitude, la trompe, qui paraît être le siège d'un peu d'épanchement. A le volume du petit doigt. Massage abdominal difficile à cause du développement considérable du ventre, assez douloureux; la patiente le supporte avec un grand courage. Après 3 semaines de traitement, amélioration déjà notable. Exsudat moins volumineux, utérus un peu plus mobile ; on reconnait à ce moment que dans l'épaisseur de l'exsudat se trouvait un fibrome gros comme une datte, implanté par une large base sur le côté droit du col de l'utérus; les tiraillements du côté droit et les douleurs de reins ont diminué ainsi que la leucorrhée. Se sentait plus forte ; a pu aller à pied sans souffrir de Saint-Ouen à Saint-Mandé (12 kilomètres).

Le traitement est repris le 2 octobre et continué jusqu'au 12 novembre ; interruption de 15 jours dans le cours d'une époque menstruelle et d'une bronchite. Pendant les 30 derniers jours, j'ai fait le massage par voie rectale seulement. Lorsque je présente cette malade à la clinique, l'utérus a diminué de volume, il est complètement mobile sur la ligne médiane. L'exsudat a disparu; l'ovaire droit a repris son volume normal et n'est plus sensible. Trompes dans le même état. Plus de douleurs aux époques menstruelles, plus de tiraillements ni de leucorrhée; fonctions digestives excellentes. Selles quotidiennes,sans douleur. Se sent forte et marche sans difficulté. J'ai eu des nouvelles de cette malade au mois de novembre 1891 ; jusqu'au mois de juillet, elle a été tout à fait bien; à ce moment, des douleurs violentes dans le côté droit l'avaient obligée d'entrer à l'Hôtel-Dieu. D'après ce qu'elle dit le fibrome aurait augmenté brusquement de volume. On fit un curettage. Cette opération fut suivie d'une amélioration qui durait encore en novembre.

Observation XVII

Paramétrite chronique droite. — Ovarite et périmétrite gauches. — Massage. — Guérison.

Mme B..., 39 ans, cinq enfants. Avortement il y a seize ans, suites très graves. Depuis 5 à 6 ans, hémorragies profuses, les règles durent huit à dix jours au lieu de trois ou quatre; de telle sorte qu'après chaque époque elle était tellement épuisée qu'elle pouvait à peine se tenir debout. Depuis deux ans, élancements dans le côté droit et, de temps en temps, dans le côté gauche; la douleur est plus sourde de ce côté que de l'autre; quelquefois, surtout après chaque époque menstruelle, douleurs rectales légères. Depuis plusieurs années, constipation opiniâtre; selles douloureuses, leucorrhée, injections d'une solution de tannin sans résultat. Il y a six mois, amputation du col de l'utérus. La menstruation qui suit cette opération est profuse; les suivantes sont moins abondantes, indolentes, elles durent quatre à cinq jours. Rétroflexion complète. Utérus attaché en arrière et à droite au moyen de plusieurs brides inflammatoires très sensibles au toucher, formant de minces cordons qui s'irradient des bords de l'utérus aux faces latérales et à la face postérieure du bassin; infiltration à la base du ligament large gauche. Ovaire gauche très gros, sensible au toucher, tombé dans le culd-e-sac postérieur où il est fixé au moyen d'une adhérence assez faible.

Massage par la paroi abdominale très difficile, surtout à droite, à cause du siège profond des résidus inflammatoires; distension par voie vaginale. J'ai dû, de temps en temps, suspendre le traitement pendant un ou deux jours pour laisser à la malade le temps de se remettre de l'irritation produite. Elle se plaint quelquefois pendant les séances d'une sensation de pression très pénible du côté de l'anus. Tension par voie rectale et abdominale pour détacher l'ovaire gauche. Le traitement commencé le 12 novembre 1890, fut arrêté le 30 janvier 1891.

La malade est complètement guérie; n'a pas ressenti la moindre douleur au moment des deux dernières époques menstruelles, peut marcher sans difficulté. Plus de constipation, une éruption acnéiforme de la face qu'elle avait depuis trois ou quatre ans, est en train de disparaître. Plus de brides, ni d'infiltration. Utérus complètement mobile, volume diminué de neuf à huit centimètres; peut être porté sans difficulté derrière la symphyse pubienne; mais il reprend presque immédiatement sa position défectueuse. Rétroflexion persistante. On a réussi à allonger l'adhérence; la sensibilité au toucher a disparu et le volume diminué beaucoup. J'ai eu des nouvelles de la malade à la fin de juin. Plus de leucorrhée, selles quotidiennes régulières et faciles.

L'amélioration s'est complètement maintenue. Cette malade a été montrée de nouveau à la clinique le 15 janvier 1892 ; le résultat est resté ce qu'il était à la fin du traitement.

Observation XVIII

Paramétrite droite. — Ovarite gauche. — Massage. — Guérison

Mme A..., layetière, 28 ans.

Il y a 4 ans, grossesse terminée par un avortement. A la suite de cet accident, le ventre a été tuméfié et douloureux, à tel point qu'elle ne pouvait pas même supporter le contact des doigts. Amélioration graduelle; depuis ce temps, elle a eu constamment au moment des époques de la tuméfaction et de l'hyperestésie abdominale. Mariée en 1886; ces accidents cessent peu de temps après son mariage. Au bout de 8 mois, leucorrhée jaunâtre, profuse, irritant fortement la vulve et les téguments du voisinage, douleur cuisante pendant la miction ; injections d'une solution d'alun; amélioration; au bout de 2 mois, fièvre, frissons, violente douleur hypogastrique. Cette personne est obligée de garder le lit pendant 5 semaines, depuis cette époque douleur abdominale presque continuelle du côté droit. Il lui semble qu'elle a dans le ventre une grosseur qui a de la tendance à tomber vers le bas; les phénomènes sont plus prononcés et plus pénibles à l'époque des règles; à ce moment elle est obligée de garder le lit, elle est soulagée par l'application d'un sac d'avoine chaud. Les périodes avancent, dyspareunie telle que les rapports sexuels sont à peu près impossibles. Les fonctions digestives s'exécutant bien, cette malade a conservé de l'embonpoint et toutes les apparences d'une santé florissante. Injections d'une décoction d'écorce de chêne; tampons d'alun; l'écoulement a notablement diminué: la miction n'est plus douloureuse, les autres phénomènes sensitifs locaux n'ont été modifiés en quoi que ce soit. Dans le cours de l'été dernier, application de pointes de feu sur le côté droit, amélioration pendant une quinzaine de jours, mais les accidents se reproduisirent très vite. Pas de gonocoques dans l'écoulement leucorrhéique ; constipation opiniâtre, ne va à la selle que tous les 3 ou 4 jours à l'aide de lavements.

A l'exploration locale, on trouve à droite une paramétrite à exsudat gros comme une noix, situé près du bord de l'utérus dans la base du ligament large, très dur, très sensible à la pression. En arrière exsudat résistant, nettement appréciable par voie rectale, très sensible au toucher et placé assez haut. Utérus immobile incliné à droite et un peu augmenté de volume. L'ovaire gauche, situé profondément dans le bassin, est sensible à la pression et plus volumineux qu'à l'état normal, mais il peut être ramené sans trop de difficulté à sa situation. Les parois abdominales étant facilement dépressibles, on peut sans trop de peine pratiquer l'exploration et le massage ; celui-ci s'opère aussi par le rectum.

C'est l'exsudation du côté droit qui a été surtout rebelle par suite de sa dureté ; je n'ai pu en avoir raison qu'après un traitement de 10 semaines. L'utérus a repris complètement sa mobilité. L'ovaire gauche a son volume normal mais il est toujours déplacé et encore un peu sensible à la palpation. Etat général satisfaisant ; depuis une quinzaine de jours, la malade ne souffre plus ; la dernière période menstruelle n'a pas été plus douloureuse qu'avant la maladie actuelle, il y a 3 ou 4 ans. Selles quotidiennes régulières ; plus de dyspareunie.

Cette malade a été présentée par moi à l'hôpital Saint-Louis le 28 février 1890; depuis lors, elle a quitté Paris et je n'ai plus eu de ses nouvelles.

OBSERVATION XIX

Paramétrite droite. — Ovarite et periovarite gauche. — Massage. — Guérison.

Mme H..., 23 ans.

Toujours bien portante jusqu'en 1887, à ce moment, fausse couche; ventre tendu, tuméfié, sensible au toucher. Cette malade a gardé le lit pendant trois mois et demi. Nouvelle grossesse au mois de février 1889, péritonite partielle le lendemain. Cette poussée est plus forte que la première; a dû rester couchée pendant au moins 4 mois. Très affaiblie; paralysie de la jambe droite. Marche difficilement en s'appuyant sur une canne. Depuis cette époque, elle a toujours souffert dans le bas-ventre, s'est toujours plainte d'une douleur dans le côté droit, qui se propage à gauche; elle est aiguë, intense; la malade la compare à une multitude de piqûres d'aiguille et elle porte instinctivement la main au point où elle souffre. Les accès douloureux viennent plusieurs fois dans la journée et même de temps en temps pendant la nuit; ils réveillent la malade et l'empêchent de se rendormir. Chacun d'eux dure d'habitude 5 minutes, rarement plus longtemps. La douleur s'irradie dans la jambe droite d'habitude un peu fléchie. Si cette personne est prise pendant qu'elle monte un escalier, il lui est impossible d'avancer. Leucorrhée profuse surtout avant les règles; celles-ci sont devenues très abondantes; elles durent 6 jours au lieu de 3; ménorrhagies; dysménorrhée violente avant l'apparition de l'écoulement, beaucoup moins vive après qu'il s'est établi. Constipation habituelle; sans lavements, elle ne va que tous les 4 jours à la garde-robe. Épreintes; prend quotidiennement une cuillerée à dessert d'huile de ricin dans du lait.

Tous les soirs, ballonnement du ventre; amélioration le matin; les fonctions digestives s'exécutent bien, cette femme est faible nerveuse et pleure sans cause; sensation de constriction habituelle du thorax, névralgie précordiale; céphalalgie pendant toute la durée des règles; teinte sale et terreuse de la face.

Utérus plus volumineux que d'habitude et dévié à droite; sa consistance est diminuée; la mobilité est très diminuée par suite de la présence d'un exsudat inflammatoire ferme et rétracté dans la partie postérieure du ligament large droit déterminant une adhérence entre l'utérus et la paroi pelvienne. Ovaire gauche tuméfié, très sensible au toucher.

Les parois abdominales sont minces, souples, élastiques, le massage est cependant rendu difficile par le nervosisme de la malade. Pendant les 3 premières semaines, il est impossible de faire des séances de plus de deux ou trois minutes: la sensibilité est parfois telle que je suis obligé d'interrompre 2 ou 3 jours. Après 3 semaines les manipulations sont bien supportées. Au moment des séances la malade se plaint de temps en temps de tiraillements du côté de l'épigastre. Commencé le 30 novembre 1890, le traitement est interrompu le 23 janvier 1891. Présentée ce jour-là à l'hôpital: plus de douleur dans les côtés même au moment des époques. Peut marcher et vaquer à ses occupations; quinze jours avant la fin du traitement venait à pied chez moi, sans fatigue. L'aspect extérieur a changé; le regard est vif, la malade qui, depuis sa dernière maladie, avait perdu

15 kilogr. de son poids reprend de l'embonpoint. La leucorrhée est tarie ; plus d'envies fréquentes d'uriner. Depuis 3 semaines, va régulièrement tous les jours à la garderobe sans lavements. Selles indolentes. Moins nerveuse. Utérus diminué de volume (7 cent. 5) et devenu plus ferme, tout à fait mobile, mais toujours un peu dévié à droite: l'exsudat a complètement disparu. L'ovaire gauche n'est plus tuméfié; plus de sensibilité au toucher. J'ai eu de ses nouvelles au milieu de juin, l'amélioration s'était maintenue. Revenue à la clinique le 9 janvier 1892, plus de leucorrhée, plus de douleurs locales, état général excellent.

Observation XX

Petit fibrome sous séreux. — Paramétrite ancienne du côté droit. — Massage. — Disparition des accidents.

Mme W..., 32 ans, infirmière.

Jamais de grossesse. Depuis 5 à 6 ans, douleurs de caractère mal défini des deux côtés de l'abdomen. Il y a 18 mois, (le lendemain d'un rapprochement sexuel) douleur assez vive dans le côté droit ; elle a toujours persisté depuis mais avec un peu moins d'intensité. A la suite d'une marche un peu longue, pesanteur dans l'abdomen et douleurs plus vives ; dyspareunie persistante : les rapports sexuels sont suivis d'élancements dans le côté droit que la malade compare à ceux que détermine un furoncle sur le point de percer. La pression au niveau de la région affectée diminue la douleur. L'accès douloureux dure d'habitude 24 heures. Depuis quelques mois, douleurs de reins, dysménorrhée ; le ventre se tuméfie et devient dur comme une pierre à l'époque des règles. Depuis leur apparition (à 15 ans) leucorrhée ;

devenue plus abondante depuis quelque temps; le liquide d'abord peu consistant et limpide est devenu plus tard semblable à du blanc d'œuf; aujourd'hui il est épais et verdâtre. Jusqu'à 20 mictions pendant la journée, nuit tranquille. Il lui est impossible de porter aucun pessaire. Au toucher on trouve profondément dans la partie postérieure du ligament large droit un exsudat de consistance très ferme et du volume du poing.

Utérus volumineux (9 cent.); plus consistant que d'habitude il est peu mobile et en rétroversion; col très gros, allongé et cylindroïde. Massage difficilement supporté, la malade se plaint d'une sensation analogue à celle que produirait la pression sur la vessie. Malgré cela, il se produit un mieux sensible très vite. 3 semaines après le début du traitement, la dysménorrhée est déjà beaucoup moindre. Après la diminution de l'exsudat, on s'aperçoit qu'il s'était développé autour d'un noyau plus dur que le reste, un corps fibreux gros comme une noix et attaché à l'utérus par une large base.

Traitement commencé le 26 novembre 1890; montrée à la clinique le 16 janvier 1891.

Douleurs légères et supportables produites selon toute probabilité par la tumeur fibreuse; plus d'exsudat, santé générale beaucoup meilleure qu'auparavant. Moins de gêne dans la marche, peut faire son service sans difficulté. Pas de douleurs de reins, pas de leucorrhée; plus de dyspareunie; utérus mobile.

Observation XXI

Paramétrite. — Fibrome utérin du côté droit. — Massage. — Disparition des accidents.

Mme O... blanchisseuse, 40 ans.

Réglée à 11 ans; aurait toujours eu depuis cette époque des douleurs dans le bas-ventre et dans les reins. Règles abondantes ; elle durent 8 jours avec un ou deux jours d'arrêt; mariée il y a 20 ans. Un an après son mariage, métrorrhagies profuses et presque continuelles. Au mois de janvier dernier, elle éprouve sans cause connue de violentes douleurs dans le bas-ventre, surtout dans le côté droit, elle a de la fièvre; le ventre est douloureux et ballonné. Garde le lit pendant 8 à 10 jours. Après cette crise, les métrorrhagies ont diminué, souffre toujours à l'époque des règles; depuis le commencement de 1890, les douleurs ont notablement augmenté avant et pendant les règles. Des envies d'uriner fréquentes surtout la nuit la privent presque complètement de sommeil. Urine claire; grande tendance à la diarrhée; 4 à 5 selles liquides par jour; parfois jusqu'à 8 ou 10. Cette diarrhée apparait brusquement sans cause appréciable. Dyspareunie; depuis quelque temps les rapprochements sexuels sont devenus impossibles. Se fatigue à la moindre marche. L'utérus est fixé à la paroi du bassin du côté droit par un exsudat peu volumineux, peu sensible, mais dur et ancien, et dévié peu de ce côté (9 cent.). Consistance de l'utérus presque normale, plutôt un peu diminuée; il est en antéflexion à angle aigu, redressement impossible. Presque pas mobile. La partie antérieure droite du corps est le siège d'un fibrome gros comme un œuf de poule, presque sous séreux, et fixé sur le paroi par une large implantation Peu de leucorrhée au début ; depuis le commencement de l'année perd une assez grande quantité de liquide semblable à du blanc d'œuf. Massage très difficile à cause de l'épaisseur de la paroi abdominale. Je ne puis arriver qu'au bout de 14 jours à agir directement sur l'exsudat. Le traitement fut commencé le 24 novembre 1890 et interrompu pendant 2 époques menstruelles et une indisposition de quelques jours. Le 23 janvier 1890 la malade présentée à la clinique était dans l'état suivant : Utérus mobile, mais toujours un peu dévié à droite, a diminué de volume. Antéflexion persistante. Exsudat disparu.

La malade n'a éprouvé qu'une douleur très légère au moment de la dernière époque menstruelle ; envies d'uriner un peu plus fréquentes à ce moment que d'habitude. Etat général très satisfaisant. Peut travailler et marcher comme autrefois.

La leucorrhée a presque cessé. Plus de dyspareunie, plus de diarrhée depuis 3 semaines. N'a pas été revue.

Observation XXII

Paramétrite et salpingite du côté gauche. — Paramétrite et fibrome utérin du côté droit. — Massage. — Disparition d'une partie des accidents.

Mme L... 41 ans de Noisy-le-Sec.

Jamais de grossesse. Menstruation habituellement régulière ; les règles duraient 4 à 5 jours. Il y a 20 ans, cautérisation du col de l'utérus pour combattre une affection ayant pour principal symptôme des pertes blanches ; dans le cours de ce traitement, elle éprouva un jour de violentes et brusques douleurs dans le bas-ventre, frissons, fièvre, ventre ballonné, très sensible au toucher, vomissements, cataplasmes, injections à la décoction de guimauve; vésicatoires à 3 reprises. Garde le lit pendant 3 mois. Après qu'elle s'est levée, badigeonnage à la teinture d'iode pendant 6 mois. Bains de siège. Peu à peu son état s'améliorait, mais après cette époque elle resta souffrante. A la suite d'une marche un peu longue, elle fut obligée de garder le lit tant la fatigue, la douleur hypogastrique et la gêne dans le bas-ventre étaient marquées surtout à droite; souffre un peu moins à gauche. Ne peut pas se tenir longtemps debout; sensation de pression en bas et à droite, comme si une barre lui pressait sur le ventre, envies fréquentes d'uriner. La menstruation est toujours régulière et l'écoulement est aussi abondant qu'autrefois; dysménorrhée. Douleurs de reins, douleurs lancinantes dans la région hypogastrique du côté droit, s'irradiant dans la jambe correspondante. Faciès abattu; coloration terreuse des téguments. Pas de troubles digestifs, pas de constipation. Depuis quelques années, a suivi plusieurs cliniques. Différents diagnostics ont été portés; elle a subi sans grand avantage différents traitements tant internes qu'externes; soulagement temporaire. Je vois cette malade pour la première fois au mois de janvier 1890.

L'examen est difficile à cause de l'embonpoint de la malade. Utérus plus volumineux qu'à l'état normal (9 cent. 5); il est plus ferme que dans les conditions ordinaires et en rétroversion.

A l'exploration par voie rectale, on trouve que l'utérus est en quelque sorte enclavé entre deux tumeurs de consistance dure dont la plus volumineuse remplit presque complètement la moitié gauche ou petit bassin, comprime le rectum, s'étend en arrière jusqu'au sacrum, auquel elle ne parait pas attachée; en explorant simultanément par voie vaginale et par voie abdominale, on constate qu'elle remonte jusqu'à le crête iliaque; dans la masse de cette tumeur sont compris l'ovaire et la trompe gauche; le corps de l'utérus en est séparé par une petite rainure; la tumeur droite, a le volume du poing; ni l'une ni l'autre ne sont sensibles à la pression. Celle de droite parait formée en partie par un exsudat du ligament large, en partie par un fibrome.

Cette supposition parut confirmée à la suite des résultats donnés par le massage; au bout de 6 à 7 semaines, l'exsudat inflammatoire a disparu, et le fibrome seul reste de telle sorte qu'il est facile d'en apprécier les limites; il a le volume d'un œuf de poule et adhère par une large base au col de l'utérus.

Après deux mois et demi de massage énergique fait avec les deux mains par la paroi abdominale, on ne trouvait plus d'autre trace de la tumeur du côté gauche qu'une mince couche de tissu induré autour de la trompe [1]. Celle-ci était augmentée de volume, grosse comme le pouce; on sentait distinctement qu'elle renfermait du liquide, particularité dont on n'avait pu se rendre exactement compte avant le massage. L'utérus, diminué de volume, presque détaché de la tumeur est en grande partie mobile. L'ovaire est fixé à la trompe par une mince adhérence; je réussis à le rendre plus libre par la dissection; je n'ai pas cru devoir pousser plus loin le massage dans le voisinage de la trompe de crainte de provoquer une rupture. La malade n'éprouvait plus la

1. La tumeur ayant notablement diminué, le massage fut fait par voie abdominale et vaginale pendant les 5 dernières semaines du traitement.

moindre douleur à gauche; mais à droite elle souffrait presque autant qu'avant le massage, l'état général s'était notablement amélioré.

Présentée à la clinique le 10 avril 1890. Au mois de juin suivant, elle était dans le même état qu'à la fin du traitement.

Observation XXIII

Paramétrite droite. — Ovarite gauche. — Massage. — Guérison.

Mme L... 23 ans.

Il y a 10 mois, écoulement séro-sanguinolent profus à la suite d'une fatigue avant la période menstruelle. Les quelques jours qui précédèrent, elle éprouva une sensation de pesanteur dans le bas-ventre accompagnée d'une douleur hypogastrique, comme si quelque chose la rongeait. Ces accidents diminuaient à mesure que le flux menstruel s'établissait la crise cessait graduellement; 4 mois après l'une d'elles au commencement de 1889, quelques jours après la cessation des règles le même écoulement survint sans être accompagné ni de douleur ni de pesanteur. La quantité du liquide rendu fut notablement moindre qu'auparavant; au bout de quelques jours leucorrhée abondante, jaune verdâtre, épaisse; puis le liquide prit le caractère du blanc d'œuf. Depuis quelques semaines, elle éprouve de violentes douleurs dans l'hypogastre avec irritation du côté de la vessie et envies fréquentes d'uriner. Marche difficilement parce que la marche provoque la douleur ou l'augmente au point de la rendre insupportable. Utérus un peu plus volumineux qu'à l'ordinaire en situation normale; il est mobile en tous sens.

Le ligament large gauche est épaissi, rigide, très sensible au toucher. L'ovaire du côté correspondant est augmenté de volume et douloureux à la pression. La trompe l'est également, mais l'augmentation de volume porte sur les parois ; il n'y a pas d'épanchement. La malade est très maigre, ce qui rend le massage facile.

Il est commencé le 1er novembre 1890. Pendant la première semaine, la malade accuse lorsqu'on touche l'ovaire et la trompe gauche, une vive douleur à ce niveau et même à droite. Après 4 séances, la marche est déjà plus facile. On cesse le massage au bout de 3 semaines parce que la malade se déclare complètement guérie. L'ovaire gauche paraît avoir son volume normal; rien dans la trompe. La pression n'est plus douloureuse. Plus rien dans le ligament large du même côté. La malade peut marcher sans la moindre difficulté. Leucorrhée complètement tarie. Depuis 3 semaines elle a recommencé à travailler de son métier de blanchisseuse. Présentée à la clinique le 11 décembre 1890; une seconde fois le 4 décembre 1891; la guérison s'était complètement maintenue.

Observation XXIV

Paramétrite. — Salpingite. — Périovarite gauche. — Massage. — Guérison.

Mme L. 32 ans, blanchisseuse.

Il y a 4 ans, a ressenti brusquement de violentes douleurs dans les reins et le bas-ventre, à la suite d'un effort. Frissons, fièvre, ballonnement du ventre très sensible au toucher. A gardé le lit pendant plus d'un mois. Ne peut travailler à nouveau qu'au bout de quelques semaines. Douleur habituelle plus marquée lorsque la malade est très fatiguée. Douleur dans les reins et dans les aines, pesanteur et douleurs expulsives dans le bas-ventre. Pesanteur à l'anus. Envies fréquentes d'uriner surtout accusées à l'époque des règles. Constipation habituelle; reste parfois 2 à 3 jours sans aller à la garde-robe; alterne souvent avec la diarrhée. Dyspareunie telle que depuis longtemps les rapports sexuels sont complètement impossibles. Pointes de feu et médicaments internes sans résultat. Au commencement de novembre 1889, elle sentit tout à coup une douleur dans les reins, au moment où elle portait au lavoir un gros paquet de linge (à ce moment la malade était à l'époque des règles). Cette douleur fut si vive que la malade dut abandonner son linge, se faire ramener chez elle par une voiture et se mettre immédiatement au lit. Douleurs constantes et sous forme de coliques dans les reins; ventre sensible à la pression; cataplasmes laudanisés. Elle entre à l'hôpital Saint-Louis (service de M. Péan) au commencement de novembre: c'est là que je la vois pour la première fois le 10 janvier 1890.

Accuse outre les accidents déjà indiqués une violente douleur dans le côté gauche de la région hypogastrique. Malade très faible. Utérus en rétroflexion; volumineux (8 cent.); mou et sensible au toucher; impossible de lui imprimer le plus léger mouvement; fixé par un exsudat inflammatoire plus accusé à gauche; très douloureux à la pression, donne au toucher une sensation de résistance dans le cul-de-sac de Douglas. La trompe gauche dilatée, présente à peu près le volume d'un doigt d'adulte; dans sa partie externe, elle est très adhérente à la paroi antérieure de l'abdomen. (Adhérences inflammatoires de date ancienne); à droite, périovarite. Massage par voie rectale, très douloureux au début, sensibilité diminuée par l'application de suppositoires belladonés. Après 7 semaines de traitement, l'exsudat inflammatoire a disparu, et l'utérus est devenu complètement mobile; mais la situation vicieuse est toujours la même (il n'y a eu dans le traitement qu'une interruption de 5 jours à l'époque des règles). L'utérus a notablement diminué de volume; il est devenu plus résistant, peu sensible au toucher. On a eu raison de la périovarite au bout de 3 semaines à l'aide du massage par voie rectale et abdominale. Il ne m'a pas paru possible de toucher à l'adhérence tubaire tant elle était épaisse et rigide; j'aurais craint de provoquer une rupture par le massage et par la distension.

Le 28 février 1890 tous les accidents dont se plaignait cette personne ont disparu; plus de douleurs dans le côté gauche ni dans les reins, selles régulières, quotidiennes; plus de gêne dans la marche; plus de dyspareunie. Une lettre que j'ai reçue d'elle il y a quelques jours, m'apprend que depuis sa sortie de l'hôpital Saint-Louis, il y a 2 ans, elle n'a ressenti absolument rien.

CHAPITRE IV

Périmétrites.

Leur rareté. — Tendance à produire des adhérences. — Résultats moins bons que dans les paramétrites. — Dangers. — Hydro et pyo-salpinx, péritonite enkystée. — Observations.

Le massage peut-être utile dans ces affections, donc il est indiqué ; mais je tiens à faire remarquer dès maintenant qu'envisagés d'une manière générale les résultats sont moins bons que dans les paramétrites. Les périmétrites ont une tendance manifeste et constante à produire des néomembranes ; elles laissent presque toujours des adhérences lorsque le stade aigu est passé : adhérences tubo-ovariennes, adhérences des trompes et de l'utérus à l'intestin, aux parois pelviennes, à la vessie, etc. Il semble difficile au premier abord qu'un exsudat périmétrique puisse se faire en avant du col. A une certaine période cet exsudat est en partie liquide, sous l'influence de la pesanteur il descend vers les parties déclives et se collecte dans la fosse de Douglas. Je n'ai jamais rencontré de paramétrites précervicales ; cette rareté s'explique par ce fait que l'espace compris entre le col de l'utérus et la vessie est pauvre en tissu conjonctif mais l'inflammation ne se limite pas à ce tissu, elle gagne la couche séreuse et des adhérences se forment.

Les lésions de cet ordre sont plus fréquentes en arrière de l'utérus et du vagin. Les auteurs sont loin d'être d'accord sur leur origine et leur siège précis; la plupart sont disposés à faire tout partir du péritoine. Mon expérience personnelle n'est pas d'accord avec cette idée; les paramétrites rétro-cervicales me paraissent plus fréquentes qu'on ne le dit, et je crois que le plus souvent on les confond avec les exsudats intra-péritonéaux.

Il est bon d'insister sur deux faits en apparence contradictoires à propos des périmétrites, leur rareté apparente et leur fréquence réelle. Il y a moins d'observations dans ce chapitre que dans le précédent ; les malades atteintes de périmétrite qui sont venues me trouver ou que j'ai eu l'occasion de voir à l'hôpital Saint-Louis étaient moins nombreuses que celles qui étaient atteintes de paramétrites. Les cliniciens, les anatomo-pathologistes sont unanimes pour admettre que les adhérences des organes pelviens sont plus fréquentes qu'on ne croit; on en trouve souvent à l'autopsie de femmes mortes d'affections étrangères à l'utérus ou de son voisinage et qui n'avaient pas souvenir d'avoir jamais souffert de ce côté. On peut conclure de là que les adhérences consécutives à des périmétrites légères sont souvent bien tolérées.

Ces périmétrites tendent à produire l'enkystement de collections liquides.

L'oblitération de l'extrémité abdominale de la trompe sous l'influence d'une phlegmasie limitée est trop connue pour que j'insiste sur elle ; que cette oblitération tienne à une salpingite ou à une salpingo-ovarite comme c'est d'habitude le cas, cette particularité a peu d'importance.

Toutes les personnes qui se sont occupées du massage, Prochownik en particulier, font remarquer avec raison qu'il n'est pas aussi inoffensif dans les périmétrites que dans les paramétrites.

Le diagnostic des premières est difficile, même pour les praticiens exercés ; l'excès de la sensibilité existant dans ces conditions constitue un obstacle à l'exploration ; les adhérences à l'intestin, aux trompes, à la vessie, etc., sont de règle ; il serait extrêmement facile de déchirer les parois de ces organes à la suite d'une manipulation brusque ; l'épanchement d'une partie de leur contenu dans la cavité péritonéale aurait des conséquences qu'il est facile de prévoir. Il faut des précautions extrêmes dans ces cas; il en faut lorsqu'il existe des adhérences de la trompe aux parties voisines — je ne parle pas ici de l'ovaire — et elles sont fréquentes! plus elles sont épaisses, plus elles sont fermes, plus il faut être sur ses gardes. Certains praticiens hardis pourraient prétendre que la rupture partielle d'une trompe et l'épanchement dans la cavité abdominale d'une petite quantité de sérosité n'a que des inconvénients insignifiants et faciles à réparer. L'étude des affections tubaires a fait depuis 10 ans des progrès merveilleux mais il faudrait avoir une confiance étonnante dans sa perspicacité et la sûreté de son diagnostic pour affirmer qu'une trompe dilatée, ne renferme que de la sérosité inoffensive et pas de pus [1]. On commettrait une impardonnable imprudence en distendant les adhérences à l'extrême, sauf à les rompre.

Les périmétrites aboutissent souvent à la formation de collections liquides enkystées; nous pouvons répéter à propos d'elles ce que nous avons dit pour les trompes : on s'exposerait à de grands malheurs en les rompant, en répandant leur contenu dans le péritoine, car des doutes sérieux planent toujours sur la nature et l'innocuité du contenu; je sais bien que la rupture de poches liquides n'a pas toujours des

1. La fièvre vespérale et les symptômes de même ordre, qui peuvent faire soupçonner une salpingite suppurée n'ont qu'une valeur diagnostique relative.

suites funestes pour les malades, mais, malgré tout, je ne conseillerai jamais à personne de les braver.

J'ai déconseillé la narcose chloroformique quand elle n'est pas indispensable ; j'ai dit pourquoi je ne la crois pas bonne. On est forcé souvent d'y recourir dans les périmétrites; les malades souffrent tellement au moindre contact qu'il est impossible de pratiquer convenablement l'exploration par voie abdominale[1].

Les résultats du traitement sont moins avantageux que dans les paramétrites; pour celles-ci, nous avons obtenu plus d'une fois des guérisons, dans le sens absolu du mot ; indépendamment de l'amélioration subjective nous avions une disparition complète de l'exsudat, une véritable *restitutio ad integrum*.

Il ne faut pas espérer que les adhérences de la périmétrite disparaîtront. Quand on les atténue, quand on les rend moins fermes et qu'on obtient une amélioration sérieuse de l'état général et local, la disparition complète des symptômes pénibles, c'est déjà beaucoup. Dans les autres cas, il est inutile de prolonger le traitement, on n'aboutirait à rien ; le dernier mot appartient à la chirurgie.

J'ai dit que les paramétrites rétro-cervicales, étaient

1. J'endors les malades seulement pour faire un examen méthodique complet au début de la cure ; jamais je n'emploie la narcose au cours du traitement.

plus fréquentes que ne le disent les auteurs et que souvent on les confond avec des exsudats intra-péritonéaux. Que la paramétrite soit isolée, ou qu'il y ait en même temps de la périmétrite et de la paramétrite à ce niveau comme c'est presque toujours le cas, il est bon de suivre certaines règles en massant. On emploie la manœuvre que Brandt appelle le *Malning*. L'index est introduit par l'anus jusqu'au dessus de l'exsudat qu'on frictionne circulairement d'une manière très douce au début; si cet exsudat s'étend le long de la paroi pelvienne vers le sacrum il faut opérer latéralement en suivant la direction antéro-postérieure. Au début, cette manœuvre est douloureuse pour la malade, mais peu à peu sa sensibilité s'atténue. Elle est très fatigante pour le médecin; les parties périphériques de l'exsudat se résorbent les premières; plus on approche de la guérison plus le tissu morbide sur lequel on veut agir paraît s'éloigner. Les manipulations deviennent difficiles et pénibles, on est souvent obligé de les interrompre parfois à plusieurs reprises dans le cours d'une séance. Inutile de dire que pendant cette interruption, le doigt restera dans le rectum; il est bon de soutenir le bassin avec le bras libre ou de faire mettre un coussin au-dessous de lui.

Observation XXV

Périmétrite et periovarite. — Massage. — Guérison.

Mme S., 27 ans, femme d'un industriel de Lille. Réglée à 16 ans, pas de dysménorrhée. Cette personne qui est blonde et lymphatique a eu de la leucorrhée presque dès que la menstruation s'est établie. Mariée à vingt-deux ans, grossesse presque immédiate terminée par un accouchement assez difficile (forceps). A partir de ce moment douleurs légères dans les reins et l'hypogastre. Curettage de l'utérus. Deux jours après cette opération, pelvi-péritonite septique, d'abord bilatérale puis limitée à droite. Garde le lit pendant six semaines. Compresses glacées, lavements laudanisés. Depuis cette époque, sa santé a toujours laissé à désirer, sauf pendant de rares périodes d'accalmie. Douleurs presque continuelles à droite, mais passant de temps en temps du côté opposé. Aux époques menstruelles, à la suite de toute marche un peu rapide, cette douleur devient plus aiguë et s'irradie du côté des reins et du rectum. De temps en temps, épreintes. Plus d'envies fréquentes. La malade a presque tous les jours une selle régulière, pas trop douloureuse; avant l'époque des règles, diarrhée légère. Leucorrhée. Depuis quelque temps l'écoulement est devenu plus filant, plus glaireux, surtout pendant les jours qui suivent les règles. Céphalée habituelle. Névralgie intercostale bilatérale, plus prononcée à gauche, à l'époque de la menstruation. La malade a pris chaque année des irrigations vaginales chaudes sans le moindre résultat. Au commencement de 1887, séjour à Salies de Béarn, amélioration passagère. La malade qui était naguère fraîche et bien portante a beaucoup maigri, les traits sont devenus terreux; ne peut même plus vaquer aux soins de son ménage. Je l'ai vue pour la première fois au mois d'octobre 1888. Cette malade dont les parois abdominales sont assez minces, les contracte vivement dès la première tentative que l'on fait pour saisir les organes pelviens. Après un massage modéré de ces parois pendant quelques minutes, on les saisit, sans difficulté. Utérus en rétroversion augmenté de volume (8 cent. 1/2). Consistance presque normale, légèrement dévié à gauche et presque immobilisé dans cette position. L'ovaire gauche a le volume d'une petite noix, il est sensible, fixé par des adhérences dans le voisinage de l'articulation sacro-iliaque. L'ovaire droit est aussi plus gros, le toucher provoque de vives douleurs (péri-ovarite); il est tombé derrière le ligament large, mais n'a pas contracté d'adhérences dans cette position. Trompes normales. Replis utéro-sacrés tuméfiés, relâchés et sensibles au toucher. Le massage un peu difficile au début devint facile au bout d'une quinzaine de jours. Distension des adhérences ovariennes gauches avec les plus grandes précautions. Massage par voie abdominale et par voie rectale. L'ovaire n'éprouve qu'un faible déplacement contribuant néanmoins à faciliter le traitement. Les lésions ont été peu modifiées; après 7 semaines de traitement on n'a obtenu qu'un allongement peu marqué de l'adhérence avec un peu de mobilité de l'utérus. L'ovaire gauche massé à part, n'est plus sensible il n'est pas plus gros qu'une noisette. L'utérus est toujours en rétroversion; il a diminué de volume de même que l'ovaire droit; celui-ci a presque repris son volume normal; sa consistance est moins ferme et sa sensibilité au toucher a disparu. Plus de tuméfaction ni de douleur des replis utéro-sacrés.

La douleur dans le côté gauche a complètement cessé : la malade en a seulement senti un peu à la dernière époque menstruelle. Plus d'envies fréquentes d'uriner. Leucorrhée à peu près tarie. La malade en a eu un peu à la suite de la dernière menstruation. La névralgie intercostale est devenue notablement moindre à la dernière époque. L'appétit est excellent, l'embonpoint revient, sensation d'énergie et de bien-être général que la malade ne connaissait plus depuis longtemps.

J'ai revu cette malade au mois de décembre 1889. Elle a été tout à fait bien jusqu'à la fin du mois d'avril. A ce moment, douleurs, légères, pendant trois époques menstruelles consécutives; rien absolument dans leur intervalle. Plus de névralgie intercostale, plus de diarrhée; embonpoint satisfaisant. Des renseignements reçus au printemps dernier m'affirment que la guérison s'est maintenue.

Observation XXVI

Périmétrite. — Ovarite; péri-salpingite. — Massage. — Guérison.

Mme C... 36 ans, repasseuse. Quatre grossesses dont la première a été terminée par un avortement, les deux autres par des accouchements à terme, le dernier il y a trois ans. Il y a 18 mois (juillet 1883) vive émotion morale au moment d'une époque menstruelle; frissons, douleur dans le bas-ventre, surtout à droite; reste debout quand même. Au bout de 3 mois, la douleur s'est calmée, mais sans disparaître. La douleur persistante était parfois si violente, que la malade était obligée de s'arrêter dans la rue pour respirer. De temps en temps surtout après avoir marché longtemps, elle éprouve une sensation singulière, comme si elle avait une tumeur mobile dans le côté droit. A l'époque des règles, douleurs parfois comparables à celles de l'accouchement, accompagnées d'une sensation très pénible de compression du côté de l'anus.

Depuis 8 à 10 mois, leucorrhée profuse surtout à la suite des époques ; écoulement jaune verdâtre. Cette malade qui était auparavant robuste et vigoureuse a considérablement maigri ; les forces ont diminué, envies fréquentes d'uriner, parfois 2 ou 3 fois en une heure ; urine assez souvent trouble. Pas de troubles digestifs ni de constipation ; de temps en temps fausses envies. La faiblesse est telle que cette personne hors d'état d'exercer son premier métier a dû se faire lingère. Deux applications de pointes de feu l'ont soulagée pour quelque temps ; depuis, elle a pris du fer et du quinquina sans résultat. Cautérisations pour un ulcère du col utérin.

Utérus augmenté un peu de volume et en rétroversion, en partie mobile en avant, mais reprend immédiatement sa position défectueuse ; fixé au rectum par une adhérence ferme, très large, mince, très sensible. Trompe droite dilatée, du volume de l'index, fluctuation très nette ; trompe gauche pas plus grosse qu'un crayon. Ovaire correspondant gros comme un œuf de pigeon et très sensible au toucher ; ovaire droit un peu augmenté de volume et douloureux.

Extension et massage par voie rectale et par voie abdominale commencé au mois de décembre 1880, état des parois très favorable ; au bout de 3 semaines, la malade est forcée d'interrompre le traitement. Son état s'est déjà un peu amélioré ; elle insiste sur ce fait qu'elle marche plus facilement. Au bout de 5 semaines le massage est repris. L'utérus n'a pu être complètement libéré en arrière, ovaire droit insensible et revenu à son volume normal ovaire gauche, de beaucoup diminué de volume, mais encore un peu sensible au toucher; trompe gauche moins ferme; les parois ont une épaisseur presque normale. Il y a encore un peu de douleur aux époques menstruelles, mais cette douleur n'a rien de comparable à celle qui existait auparavant. Plus de sensation de tumeur à droite, ni de compression du côté de l'anus. La leucorrhée, tout à fait tarie, s'est montrée de nouveau peu abondante il est vrai, après la dernière époque menstruelle. La malade n'urine que 5 à 6 fois par jour; l'urine est devenue plus claire. A repris son métier.

Le traitement a été terminé à la fin du mois de mars 1887; j'ai eu de ses nouvelles au mois de mars 1888; depuis 2 mois elle se croit enceinte; l'amélioration s'est maintenue; leucorrhée très faible, n'éprouve plus qu'une douleur à peu près insignifiante au moment des époques.

Observation XXVII

Périmétrite. — Rétroflexion utérine. — Adhérences recto-utérines. — Ovarites. — Dysménorrhée. — Accidents nerveux, locaux, éloignés et généraux. — Massage par voie rectale d'abord, puis par voie abdominale et rectale. — Guérison.

Mme veuve B... de New-York, 33 ans. Vers la fin de l'adolescence, accidents divers rapportés à la chlorose: douleurs du côté des aines, leucorrhée. On lui fit espérer que tout cela disparaîtrait lorsqu'elle serait mariée. Au lieu de l'amélioration espérée, elle eut une aggravation manifeste des accidents dans les premiers temps qui suivirent son mariage. Première grossesse au bout d'un an. Avortement au 3e mois. En 1880, nouvelle grossesse peu de temps après la fin de la première. Délivrance difficile, la sage-femme est obligée d'entrer la main dans la cavité utérine pour détacher le placenta ; suites de couches pénibles, fièvre violente, lochies de mauvaise odeur. Put quitter son lit au bout de six semaines. Pendant deux mois tout alla bien ; au bout de ce temps, elle ressentit tout à coup à la suite d'un rapprochement sexuel une vive douleur dans le bas-ventre. Cet accident disparut au bout de quelques jours. Lavements laudanisés ; il est difficile d'introduire la canule tant la sensibilité de la région est exagérée. Depuis cette époque elle a presque toujours souffert, il est rare qu'elle ait une accalmie de quelques jours pendant laquelle elle puisse vaquer à ses affaires. Saison à Kreuznach en 1883 ; pas d'amélioration, injections d'une solution de tannin et d'une décoction de feuilles de noyer ; pointes de feu répétées plusieurs fois de suite sans résultat. Ne peut supporter ni ceinture hypogastrique ni pessaires. Au printemps dernier, elle aurait eu une ulcération du col utérin cautérisée pendant 5 semaines et guérie au bout de ce temps. Je vois cette malade au commencement de l'année 1883 ; elle se plaint de douleurs violentes dans tout le bas-ventre sans pouvoir fixer un endroit précis. Ces douleurs s'irradient dans les reins et du côté du rectum. Dysménorrhée, souffre surtout avant l'écoulement du sang ; les règles durent de 24 à 36 heures. Perd beaucoup ; pendant 4 jours, expulsion d'une assez grande quantité de caillots ; douleurs très vives pendant tout ce temps. Légère amélioration il y a quelque temps, puis aggravation.

Constipation habituelle, les selles sont très douloureuses ;

vers la fin de la période menstruelle, la constipation fait habituellement place à la diarrhée. Sensation de pression du côté de l'anus, une marche très courte la fatigue ; marche d'habitude le corps incliné en avant. Leucorrhée beaucoup moindre qu'autrefois, l'écoulement a été alternativement jaunâtre et blanchâtre. Migraine, névralgie intercostale, accidents névropathiques généraux. Appétit bon, digestion satisfaisante.

A l'examen local nous constatons : une déchirure profonde du côté gauche du col de l'utérus, à droite ulcération sur sa lèvre postérieure. Le corps est rejeté en arrière dans la concavité du sacrum (rétroflexion) ; il est complètement immobilisé et fixé au rectum par une adhérence mince, aplatie, ferme ; commençant à la partie inférieure du corps mais dont il est difficile de fixer la limite supérieure. La consistance de l'utérus est normale, son volume ne paraît pas augmenté ; un peu de mobilité en avant. La sensibilité locale et l'état de nervosisme de la malade sont tels qu'on est obligé de pratiquer l'anesthésie par le chloroforme pour pouvoir faire un examen approfondi par la paroi abdominale. On obtient des renseignements confirmant ceux qu'avaient fournis le toucher rectal et le toucher vaginal, de plus on note un déplacement des deux ovaires ; le droit est augmenté de volume et tombé dans le cul-de-sac de Douglas, où il est fixé par des adhérences légères. Le gauche également sensible au toucher est fixé à la paroi pelvienne par une adhérence plus faible ; il a un volume double au moins de celui qu'il présente d'habitude. Il était presque impossible de songer au massage par la paroi abdominale à cause de la sensibilité de la région hypogastrique, le massage rectal seul est supporté. L'index de l'autre main introduit dans le vagin peut servir de point d'appui. Afin de calmer les phénomènes d'irritation, je fis appliquer pendant 10 jours des suppositoires d'opium et de belladonne ; au bout de ce temps, ils ne devinrent plus nécessaires. Traitement cessé au bout de 2 mois. L'utérus redevenu mobile se laisse déplacer davantage en avant et la réduction tend à se maintenir ; mais il reprend son ancienne position et reste toujours fixé au rectum. L'ovaire gauche est libre, il a beaucoup diminué de volume et est devenu moins sensible au toucher. A droite le résultat est moins favorable. J'ai réussi avec beaucoup de peine à détacher l'ovaire du fond du cul-de-sac, mais l'allongement de l'adhérence qu'on a obtenu est plus prononcé. La sensibilité a diminué à tel point que le massage continué par voie abdominale et par voie rectale est possible depuis longtemps déjà. A ce moment l'état général et l'état local étaient tout à fait satisfaisants. Marche longtemps sans fatigue, se tient droite ; dysménorrhée insignifiante, n'a éprouvé à peu près aucune douleur au moment de la dernière époque menstruelle. Toujours un peu de leucorrhée, plus de diarrhée, selles régulières quotidiennes. Plus de céphalalgie ni de névralgie intercostale ; plus forte qu'autrefois, mais toujours très nerveuse.

J'ai revu cette personne l'année qui a suivi l'application du traitement comme elle traversait Paris pour se rendre dans le midi. A été très bien depuis la cessation de la crise. Accuse rarement une légère douleur à l'époque des règles, celles-ci ne sont pas plus abondantes qu'avant son mariage ; un peu de leucorrhée depuis. Plus de nervosisme, elle est très satisfaite du résultat obtenu quelques semaines.

Observation XXVIII

Périmétrite datant de 5 ans. — Cordon dans le ligament large. — Dysménorrhée. — Dyspareunie. — Massage. — Guérison.

Mme M... 31 ans.

En 1881, accouchement très difficile à la suite duquel elle a dû garder le lit pendant plusieurs semaines. Plus tard, leucorrhée épaisse. Malaise général dans l'hypogastre exagéré par la pression surtout à droite. Consulte en 1881 un spécialiste qui aurait prescrit des injections vaginales avec une solution très forte. Tampons iodés. Amélioration de courte durée. Cure à Kreuznach, l'année suivante à Franzensbad. Amélioration passagère. Douleurs violentes à l'approche des règles; garde le lit pendant toute leur durée. A la suite des rapports sexuels, douleurs et parfois vomissements. Je vois cette malade au printemps de l'année 1886.

Utérus plus volumineux que d'habitude 8 cent. ; en rétroversion; bride partant de la limite supérieure de la portion vaginale du col et paraissant s'étendre en haut et en arrière dans le ligament large gauche; il est impossible d'arriver par le toucher à sa limite supérieure; elle est ferme à la palpation et très sensible au toucher. L'ovaire droit, un peu augmenté de volume (il est gros comme un œuf de pigeon) est attaché par une bride assez large en dehors de la symphyse sacro-iliaque. Utérus très peu mobile. L'exploration et le massage sont difficiles à cause de la rigidité du vagin dont la paroi antérieure est plus courte qu'elle ne devrait l'être. Grâce à des pressions graduées exercées sur cette paroi à l'aide de deux doigts introduits dans la cavité vaginale, on la rend plus souple et plus élastique; le massage est notablement facilité par la maigreur des parois abdominales. Au bout de 5 semaines, l'utérus était un peu plus mobile et la malade se sentait mieux. Trois semaines plus tard, je ne sentais plus le cordon mentionné qu'un peu en bas vers son origine. L'ovaire diminué de volume et de consistance est relativement libre; adhérence encore assez courte et peu élastique, allongée cependant après deux mois; cette personne ne souffre plus, elle est enchantée du résultat obtenu; elle me quitte pour aller aux bains de mer; mais je lui fais promettre de revenir immédiatement si de nouveaux accidents viennent à se produire.

Je revois cette malade à la fin de novembre; elle me déclare que pendant l'été elle n'a presque pas souffert, mais depuis 3 semaines, elle se sent moins bien. Je continue le traitement pour faire disparaître complètement ce qui reste de la bride susindiquée, sur le compte de laquelle je mettais la récidive. Au bout de 14 jours, tout a disparu; l'utérus a le même volume. Comme la malade resta encore deux mois à Paris avec son mari, j'eus l'occasion de le voir à différentes reprises. Son état général est excellent; elle n'a éprouvé qu'une douleur à peine sensible du côté droit à la dernière époque menstruelle; leucorrhée insignifiante; plus de dyspareunie. Je reçus de ses nouvelles au mois de mai suivant; l'amélioration s'était maintenue.

Observation XXIX

Périmétrite; salpingo-ovarite blennorrhagique. — Massage. — Menaces de pelvi-péritonite. — Traitement repris après la guérison de cet accident. — Guérison. — Grossesse après le traitement.

Mme L... 30 ans, de Bordeaux, se présente à moi le 2 novembre 1888.

Bien portante jusqu'à l'époque de son mariage (septembre 1883). Quelques semaines après, écoulement épais, jaune verdâtre, irritant fortement les téguments. Pendant la miction sensation de brûlure; envies fréquentes d'uriner; injections vaginales avec une solution d'alun, les douleurs se calment; l'écoulement diminue tout en conservant son caractère primitif. Au printemps dernier, à la suite d'un rapprochement sexuel, douleurs violentes dans le côté droit, ballonnement du ventre, vomissements, etc.; put rester debout et vaquer tant bien que mal aux soins du ménage. Peu à peu la menstruation devient très-douloureuse; la malade est obligée de s'aliter pendant qu'elle dure; les règles avancent et l'écoulement est plus abondant qu'autrefois; constipation opiniâtre habituelle, ne va à la selle qu'à l'aide de lavements. Sensation pénible de pression vers l'anus surtout à l'approche des règles.

Dyspareunie insupportable, douleur vive surtout du côté droit; malgré tout, la malade n'a pas sensiblement maigri; elle conserve un certain embonpoint. Elle désirait être traitée moins à cause des accidents pénibles dont elle souffrait que parce qu'elle était persuadée avec raison, que la stérilité tenait à son affection locale. Elle a été traitée jusqu'ici, par les vésicatoires, les badigeonnages iodés, les pointes de feu, les douches, et tout cela sans le moindre résultat. Il y a 2 ans, cure à Salies-de-Béarn; à l'intérieur, fer, quinine, arsenic. Cautérisation à cause d'une ulcération du col utérin, il y a 3 ans; cette ulcération aurait été guérie par le traitement. Pas d'uréthrite, vaginite légère. La sécrétion utéro-vaginale ne renferme pas de gonocoques; le fait paraît d'autant plus singulier que le mari est atteint d'une uréthrite chronique dont la sécrétion en renferme un certain nombre; la dernière blennorrhagie aurait été contractée par lui il y a 3 ans.

En examinant la malade au spéculum, on voit sur la lèvre postérieure du col de l'utérus, une petite ulcération qui se continue dans le canal cervical; elle paraît superficielle et saigne peu au toucher. L'embonpoint de la malade, et l'exagération de la sensibilité, ne permettent pas de faire sans anesthésie, l'examen des organes génitaux.

A droite, la trompe présente un volume à peu près égal à celui du médius, elle est un peu contournée dans sa portion externe; il y a de la périovarite. Du côté gauche, il existe également un peu de tuméfaction de la trompe, mais elle ne paraît pas contenir de liquide. Elle et l'ovaire correspondant adhérent à l'intestin. Les ligaments utéro-sacrés sont lâches, tuméfiés, sensibles au toucher le gauche surtout.

L'utérus ne paraît pas plus volumineux que d'habitude; il est mobile, sensible au toucher; je n'ai pas cru pouvoir entreprendre une exploration à l'hystéromètre. Comme il était impossible de commencer à ce moment le massage pelvien proprement dit, je m'occupai pendant trois semaines exclusivement de la paroi abdominale, dont j'arrivai ainsi à diminuer la sensibilité; après ce massage préparatoire, je pus appliquer un procédé plus radical. Je procédai avec autant de douceur que possible pour le massage et la tension, malgré cela le traitement est assez mal supporté; je suppose que s'il est aussi douloureux, cela tient à l'adhérence de la trompe et de l'ovaire à l'intestin.

Le 6e jour, la sensibilité correspondant à ce niveau fut exagérée; la malade eut même un léger mouvement fébrile; je suspendis le traitement, je lui prescrivis le repos au lit et et lui fis appliquer une vessie de glace sur l'hypogastre. Au bout de 48 heures tous les accidents avaient disparu. Sur ses instances, je repris le traitement au bout de 14 jours. A partir de ce moment les résultats furent satisfaisants. Au bout de 6 à 7 semaines, l'exsudat pelvien était complètement résorbé; plis de Douglas à peu près normaux; l'utérus est entièrement mobile. Ovaire gauche insensible à la palpation; la tuméfaction de la trompe de ce côté a disparu; toutes deux sont mobiles et occupent la place qu'elles doivent occuper.

La trompe droite a également un peu diminué de volume, elle semble moins tendue et comme plissée. L'ulcère a complètement guéri sans traitement spécial. A ce moment l'état de la malade est satisfaisant, l'écoulement est à peu près tari; c'est à peine s'il y en a une très petite quantité aussitôt après la période menstruelle; 4 mois après la fin du traitement, je reçus d'elle une lettre dans laquelle elle m'apprenait que les douleurs avaient encore notablement diminué; que les règles étaient devenues moins abondantes et plus régulières. Peut aller aisément à la garde-robe sans lavements. Plus de dyspareunie, mais douleurs, dans la journée qui suit les rapports. Quelques mois plus tard, je reçus de cette personne une nouvelle lettre m'apprenant qu'elle était enceinte.

Observation XXX

Périmétrite. — Petits cordons cicatriciels dans le ligament large. — Salpingo-ovarite chronique. — Accidents divers locaux et généraux. — Massage. — Guérison.

Mlle B... 37 ans, institutrice.

Cette personne avait eu, il y a quelques années, un certain embonpoint; mais depuis ce temps, elle a notablement maigri. A la fin de l'adolescence chloro-anémie. Leucorrhée, dysménorrhée. Ecoulement menstruel très peu abondant; le sang est pâle. En 1881, la dysménorrhée était telle qu'un chirurgien de Paris a cru devoir la traiter par la discision du col de l'utérus (incision bilatérale). L'application de ce procédé fut suivi d'une aggravation brusque de l'état de la malade. Frisson, fièvre, tuméfaction douloureuse de l'abdomen; vomissements; au bout de quelques jours, l'inflammation se limitait au côté gauche. Cataplasmes laudanisés, teinture d'iode, onguent mercuriel. Pendant trois semaines, il y eut une amélioration sensible, mais à la deuxième menstruation qui suivit le traitement, la douleur revint si vive que cette personne dut s'aliter pendant plus de 8 jours. Depuis lors elle a toujours été souffrante. Douleur dans le côté gauche tellement vive qu'elle peut à peine se tenir debout surtout à l'époque des règles. Les vésicatoires ne produisent qu'une amélioration passagère; cette personne est obligée de quitter la place qu'elle occupait pour rentrer dans sa famille. Je la vois au mois de décembre 1883. A ce moment, elle se plaint d'une leucorrhée abondante d'un jaune verdâtre; dans ces derniers temps, le liquide s'est épaissi et a pris une apparence crémeuse. Dysurie; urine trouble. Alternative de diarrhée et de constipation, ballonnement du ventre. Palpitations. La gastralgie a été notablement améliorée dans ces derniers temps par le bromure de potassium. Sensation habituelle de constriction de la poitrine; faiblesse, anémie contre laquelle différentes préparations reconstituantes n'ont pu rien produire. Paroi antérieure du vagin un peu relâchée, un peu d'abaissement de l'utérus. L'exploration bimanuelle est facile à cause de la maigreur de la malade. Utérus en rétroversion, longueur 8 cent. à l'hystéromètre. Consistance plus ferme que d'habitude. La mobilité était diminuée, mais il ne m'était pas possible de dire au juste dans quelles limites. La trompe et l'ovaire gauche sont agglomérés et forment une petite tumeur très sensible au toucher et susceptible seulement d'un déplacement relativement faible ; plusieurs cordons très minces partant de cette tumeur se dirigent dans le sens de l'articulation sacro-iliaque.

Le ligament large droit semble moins élastique qu'il ne devrait l'être; mais ce n'est qu'en les tirant du côté opposé qu'on y sent quelques petits cordons partant des bords correspondants de l'utérus. Rien d'anormal du côté gauche. Massage combiné avec des manœuvres de tension : on apporte une très grande douceur dans ces manœuvres. Le 3e jour un peu d'augmentation de la sensibilité sans mouvement fébrile. Suspension du traitement. Repos absolu ; le traitement est repris après 10 jours. Plus le moindre accident. Au bout de trois semaines, on commence à distinguer la trompe et l'ovaire du reste de la masse morbide. A ce moment la patiente est obligée d'interrompre le traitement par suite d'affaires de famille urgentes. On le reprend au bout d'un mois. Quatre semaines plus tard, je constate que l'ovaire et la trompe sont devenus tout à fait libres; ils n'adhérent ni entre eux ni aux parois du bassin. Il existe une dilatation grosse comme le petit doigt de la trompe correspondant surtout au pavillon. Les cordons minces qu'on sentait auparavant ne sont plus perceptibles au toucher, le ligament large droit a repris son élasticité physiologique ; l'utérus est redevenu mobile. Etat de la malade très satisfaisant. Trois mois après la fin du traitement, j'ai rencontré cette personne; elle avait repris ses fonctions d'institutrice. A ce moment l'utérus présentait une consistance moins ferme que lors du dernier examen ; il était aussi un peu volumineux (7 cent. 5). Plus de douleur dans le côté gauche sauf après une longue course. Les règles sont moins douloureuses qu'elles ne l'étaient lorsqu'elle était jeune. La leucorrhée de moins en moins épaisse a fini par disparaître; à la dernière époque, le sang paraissait complètement normal. Le sang menstruel est plus rouge qu'il ne l'était autrefois. Encore un peu de dysurie, fonctions digestives excellentes. Pas de ballonnement du ventre; marche facile, pas de gastralgie, elle n'en a eu que 2 fois depuis la fin du traitement et les accès ont été notablement plus faibles qu'autrefois. La malade est devenue plus forte, elle a même un peu engraissé; plus d'accidents nerveux.

Observation XXXI

Périmétrite. — Salpingo-ovarite. — Massage. — Guérison.

Mme D... 30 ans, fleuriste. Réglée à 13 ans, l'était régulièrement d'habitude pendant 3 jours; chloro-anémique, leucorrhée habituelle. Mariée à 20 ans. Jamais de grossesse. Il y a 6 a 7 mois, ménorrhagie abondante et qui dura 3 jours. immédiatement après cette perte sanguine, ventre tuméfié et très douloureux du côté gauche. Douleurs sourdes presque continuelles de ce côté. Leucorrhée ; liquide jaunâtre, très épais; mélangé d'un peu de sang. Maux de reins. Douleur habituelle dans le flanc gauche, mais plus forte un jour que l'autre. Cette douleur est comparée par elle à une sorte de brûlure intra-abdominale; elle augmente pendant la marche et s'irradie quelquefois dans la jambe correspondante, jusqu'au genou. De temps en temps a mal aux reins. Envies fréquentes d'uriner, urines chargées. Constipation habituelle, plus marquée depuis qu'elle est malade. Va difficilement à la garde-robe sans lavements. Leucorrhée glaireuse, dysménorrhée. Palpitations et nausées; se trouve mal pour un rien.

10 avril 1891. Longueur de l'utérus 8,5; consistance diminuée; col virginal. A gauche, tumeur peu résistante grosse comme une petite noix et aplatie, sensible au toucher, on ne distingue plus ni l'ovaire, ni la portion extérieure de la trompe. La plus grande partie de celle-ci est libre et légèrement dilatée. A droite, ovaire volumineux et dur au toucher; il est tout à fait libre et facile à sentir à droite dans le cul-de-sac de Douglas.

Traitement bien supporté. Après 3 ou 4 semaines, amélioration déjà sensible; la malade marche plus facilement, se sent plus forte. La première période menstruelle, 23 jours après le début, a été accompagnée d'un peu de dysménorrhée. Disparition de la masse morbide après plus de 2 mois de traitement interrompu seulement pendant les périodes menstruelles. Ovaire et pavillon de la trompe gauche complètement dégagés; trompe toujours dilatée; l'ovaire droit également massé a repris à peu près son volume primitif; il est moins dur au toucher. Diminution de volume de l'utérus, qui paraît malgré tout plus gros qu'il ne devrait l'être; on le masse à son tour; après 3 ou 4 semaines de ce traitement, il a repris à peu près son volume ordinaire, plus de leucorrhée, la trompe a repris elle-même son volume. Présentée à la clinique le 8 juin 1891 tous les accidents ont disparu, il ne reste qu'une dysménorrhée facilement supportable. J'ai eu de ses nouvelles à la fin d'octobre, son état était resté sensiblement le même.

CHAPITRE V

Changements de direction et de situation de l'utérus.

Flexions et versions secondaires. — Manœuvres particulières qu'elles exigent. — Extensions.

Dans les observations qu'ont vient de lire, dans celles qui les avaient précédées, il a été souvent question de rétroflexion ou de latéroflexion, de rétroversion et de latéroversion. Comme ces modifications sont le plus souvent la conséquence de rétractions des brides inflammatoires et que ces brides elles-mêmes sont des produits de la périmétrite ou de la paramétrite, il m'a paru bon d'en répéter l'étude à la suite de celle de l'affection génératrice. Il sera plus facile de comprendre leur importance au point de vue du massage; de voir quelles indications particulières peuvent être tirées de cette circonstance et quels résultats on est en droit d'attendre du traitement.

Je ne dirai rien des látéro-flexions ou des latéroversions qui ne produisent pas de symptômes.

Je répéterai en premier lieu ce que j'ai déjà dit à propos du massage de l'utérus, je crois que les flexions et les versions n'ont par elles-mêmes aucune importance pathologique. Une rétroflexion congénitale peut exister des années sans que les malades en aient conscience; on en a souvent trouvé dans les nécropsies qui n'avaient jamais été soupçonnées pendant la vie; le tableau change dès que surgissent des accidents inflammatoires. Ils sont presque toujours plus pénibles que chez les personnes dont l'appareil génital interne ne présente rien d'anormal mais on ne méconnait la véritable raison d'être du processus; on ne se dit pas que chez une femme à rétroversion ou à antéversion utérine, la métrite ou la périmétrite seront plus douloureuses et plus rebelles qu'elles ne le seraient si la déviation n'existait pas; elles deviennent une cause de l'inflammation; la provoquent et l'entretiennent. Si l'on guérit cette complication, la version pourra causer les récidives. Il n'est pas possible de considérer comme non avenus les phénomènes inflammatoires, mais qu'on ait recours pour les calmer à des moyens adjuvants, c'est tout ce qu'il faut. Le but vers lequel doivent tendre tous les efforts du praticien c'est de remédier à la malformation. Guérissez-là, le reste disparaîtra; on a donné un assez grand nombre d'observations qui le prouvent. Je n'ai pas vu de faits de cet ordre, ce n'est pas une raison pour les nier. Un complexus morbide comprend deux éléments d'une part une flexion ou une version, de l'autre des accidents inflammatoires ; on supprime l'un d'eux, l'autre disparaît. Cela n'établit pas nettement la subordination de ces éléments; cela ne dit pas que la disposition vicieuse soit l'origine de tout. Mon expérience personnelle est en faveur de l'opinion contraire. Des malades de ma clientèle dont j'ai guéri la métrite ou la périmétrite ; des femmes de l'hôpital Saint-Louis, dont le traitement est terminé depuis 18 mois à deux ans ont toujours l'utérus dans la même situation qu'au début du massage ; malgré cela, elles n'ont jamais eu la moindre menace de récidive.

Je persiste donc à croire qu'une version ou une flexion sont par elles-mêmes insignifiantes ; qu'elles peuvent seulement donner une physionomie clinique particulière a des accidents inflammatoires. Ma règle de conduite est très simple. Je ne dis pas qu'il faille mépriser les déviations, je dis qu'il faut guérir en toutes circonstances les métrites, les périmétrites et les paramétrites. Lorsqu'il n'en restera plus de trace rien n'obligera les malades à se préoccuper de l'angle que fait la direction du col avec la direction du corps de l'utérus.

Je ne veux pas tirer des conséquences extrêmes de cette déclaration. Si l'un des éléments me paraît occuper le premier plan, l'autre ne doit pas être considéré comme une quantité négligeable; un bon pessaire corrigeant bien la déviation est un utile adjuvant même pendant le massage; un autre adjuvant c'est une discrétion absolue vis-à-vis de la malade. Lorsqu'elle se déclare guérie, gardez-vous de la contredire, si vous ne trouvez qu'une flexion ou une version. Vous pouvez la suivre pendant des mois, elle vous répétera si souvent qu'elle ne souffre pas, que vous serez bien obligé de la croire. Si, par malheur, vous lui dites ou si vous lui laissez entendre que l'utérus n'est pas tout à fait bien placé, vous pouvez être sûr de la revoir le lendemain; alors elle vous déclarera qu'elle a souffert, que l'anomalie de la direction utérine constitue pour elle une gêne permanente. Elle ne cessera de souffrir que le jour où elle sera bien persuadée que tout est remis en place. Ce que je dis s'applique aux versions en avant, en arrière et sur les côtés, aux flexions dans les mêmes sens. On a parlé des troubles de la circulation veineuse consécutifs au changement de direction de l'action de pesanteur par rapport au courant veineux ascendant dans les cas de rétroflexion; c'est une explication théorique d'accidents observés; elle vaut ce que valent la plupart des hypothèses. J'en puis dire autant de l'importance attribuée par certains gynécologistes à la torsion de l'utérus et des ligaments larges, lorsque des faits nombreux et précis ne les étayent pas. Ce que je viens de dire s'applique aussi bien aux déviations produites par la traction d'adhérences pelviennes ou autres qu'aux déviations congénitales.

Toutes les adhérences n'ont pas tant s'en faut des résultats aussi caractéristiques ; il y en a entre l'ovaire (trompe) et l'intestin qui sont assez lâches pour ne rien produire du tout ; celles-là se rompent parfois sous le moindre effort, à la suite d'une exploration un peu minutieuse ; dans la plupart des cas, cette déchirure n'a aucune suite fâcheuse.

Mais le masseur n'a pas à se préoccuper des lésions insignifiantes qui n'ont pour les malades à peu près aucun inconvénient ; ce qui l'intéresse, ce sont les brides peu extensibles, les cordons, les membranes, les masses calleuses ; certains de mes confrères endorment les malades et les déchirent. Cette conduite me paraît si hardie, que je ne l'ai jamais imitée et je ne conseille à personne de l'imiter. Les tensions énergiques que Schultze a recommandées il y a plusieurs années et que l'on fait pendant la narcose chloroformique, me paraissent exposer souvent, sinon toujours, à ces déchirures que je redoute. On agit comme pour le massage par l'abdomen en même temps que par le vagin ou le rectum, mais avec une énergie singulièrement rapprochée de la violence.

Qu'on procède en une seule séance comme Schultze[1], en deux à 24 heures d'intervalle comme Gottschalk[2], en deux dans l'espace d'un septénaire comme Ter Gregoriantz[3]; c'est le même procédé; il comporte toujours les mêmes dangers. Si précis que soit le diagnostic, si exercé que soit le toucher, il est impossible de faire les manœuvres avec une précision telle qu'on soit sûr de ne pas dépasser le but. J'aime mieux procéder avec lenteur et méthode, la malade restant éveillée, parce que sa sensibilité est un guide presque infaillible. On peut toujours savoir jusqu'à quel point elle est surexcitée ne fût-ce qu'à l'expression de la physionomie lorsque la patiente est assez courageuse, pour supporter les manœuvres sans se plaindre. On a de la sorte une indication utile montrant qu'à un certain moment il faut s'arrêter si l'on ne veut pas produire un allongement brusque et souvent une déchirure profonde; Prochownik a eu quelquefois des poussées aiguës de périmétrite circonscrite chez les malades qu'il traitait; il est persuadé qu'elles étaient dues à des ruptures d'adhérences; ces ruptures ne se seraient certainement pas produites si les malades eussent été éveillées. Heureusement ces accidents

1. Pathologie und Therapie der Lageveränderungen der Gebärmutter, Berlin 1881.

2. Centralbl. f. Gynäkol, 1889, n° 8.

3. Centralbl., f. Gynäkol. 1888 n° 13.

ont guéri très vite et n'ont jamais eu de suites fâcheuses.

A priori, on est tout disposé à rejeter la distension violente, chez une personne rendue préalablement insensible et inconsciente. Le danger imminent de déchirure dans une cavité close renfermant du tissu cellulaire en grande quantité, des organes délicats comme l'appareil génital interne et les anses intestinales, tapissée par une séreuse qui répond avec une rapidité effrayante à certaines irritations, paraît plus que suffisante pour faire rejeter ce procédé. Si Schultze et beaucoup d'autres se sont attachés malgré tout à celui-là, c'est que les déviations utérines occupaient dans leur esprit une place exagérée. Persuadés qu'il faut avant de penser à autre chose rendre à la matrice sa situation physiologique ils tirent si fort sur les cordons et les brides entravant la rectification, qu'ils les allongent d'un seul coup ou les déchirent ; distendre ou rompre, pas de moyen terme. Je le répète, je trouve cette intervention dangereuse et j'en ai peur. Il me semble que c'est dans les moyens termes qu'on doit chercher les procédés qui mènent au but et n'exposent point à ce qu'on le dépasse.

J'ai longuement parlé à propos des paramétrites des manœuvres du pétrissage : on ne peut guère pétrir une corde conjonctive, il faut la tendre ; mais je ne veux point de tension brusque pendant le sommeil. Brandt a donné sur ce point des règles excellentes que j'ai toujours suivies à la lettre ; grâce à une expérience énorme et à une très grande finesse d'observation il est arrivé à une technique opératoire, à laquelle je ne vois à peu près rien à ajouter ni à changer.

La tension ne doit être commencée qu'après la solidification complète de l'exsudat ; c'est-à-dire après la résorption des éléments liquides qui l'infiltraient au début de sa rétraction. De cette manière le danger de poussée aiguë consécutive est beaucoup diminué. On ne doit se départir de cette règle que dans des cas très rares ; par exemple, lorsqu'il s'agit de provoquer la résorption d'un reliquat paramétrique dont la plus grande partie a disparu à la suite du pétrissage ; et encore faut-il être prudent.

On distend peu à peu l'adhérence sur l'extrémité de l'index sans aller trop loin à chaque séance ; tendre ne doit en aucun cas vouloir dire rompre ; quand on a réussi à gagner quelque chose, si peu que ce soit, c'est suffisant ; cela prouve qu'avec de la patience on parviendra sans faire courir de danger à la malade au point où l'on veut arriver. Cette manipulation est répétée plusieurs fois dans chaque séance ; elle comporte un peu d'irritation locale dont on atténue les effets par des frictions légères faites dans la direction de l'adhérence et au-dessus d'elle.

Il va sans dire que la rapidité avec laquelle on obtient le résultat attendu est inversement proportionnelle à l'âge et à la ténacité de l'adhérence ; si elle est molle, extensible, il suffit parfois de quelques séances. Les adhérences très fermes exigent plus de persévérance. Il vaudrait mieux ne pas commencer le traitement si l'on était découragé parce que l'effet tarde à se produire; on ne saurait dire combien de séances, combien de jours l'attente se prolongera ; à cet égard, il n'y a qu'un guide, l'expérience. J'ai rencontré assez souvent des brides dures, compactes, ayant amené une telle fixation de l'utérus que je me demandais si c'était vraiment la peine d'essayer de les distendre. Après de nombreuses séances je suis parvenu à les allonger suffisamment pour obtenir une rectification de position et une mobilité suffisante[1] ; j'y suis parvenu même sans essayer d'utiliser, comme Brandt, la diminution temporaire de consistance qui correspond parfois à l'époque des règles.

Il ne faut pas de tensions trop fortes, il n'en faut

1. Les cordons cèdent, s'allongent, mais il est très rare qu'ils se résorbent. J'ai obtenu parfois un allongement tel qu'un utérus, fixé auparavant en rétroversion par des brides du cul-de-sac de Douglas, pouvait par le traitement être ramené au moins pour un moment en position normale ou même en antéversion légère.

pas de trop prolongées ; sans cela on produirait une irritation locale et générale inutile. L'excès contraire doit être également évité si l'on cesse la manœuvre aussitôt que l'extrémité de l'index a touché la bride à distendre, autant vaut ne rien faire.

La direction de la force doit être verticale par rapport à la paroi pelvienne. On comprend qu'une adhérence d'une certaine étendue ne doit pas être attaquée en totalité en une seule fois ; je m'occupe d'abord d'une partie puis, lorsque je suis arrivé à un certain degré d'élongation, je passe à une autre ; cette remarque s'applique à toutes les adhérences même à celles des trompes et des ovaires dont je parlerai plus tard.

Je traite les patientes éveillées ; je n'oserais affirmer qu'en agissant de la sorte on est à l'abri de toute surprise. La sensibilité de la malade n'est pas seule en cause ; le sens musculaire du médecin tient une place au moins égale pour l'appréciation de la force à déployer ; quand on commence, ce sens n'a pas toujours le degré d'acuité qu'il acquerra plus tard ; on n'arrive pas du premier coup à l'appréciation presque instinctive du point qu'il n'est pas permis de dépasser si l'on ne veut rien rompre. Les accidents, lorsqu'il s'en produit, sont insignifiants, ce sont ceux que Prochownik a signalés ; vous n'avez guère que des irritations locales passagères, dans les cas les plus graves, une poussée de péritonite pelvienne extrêmement circonscrite; on en a raison par les moyens habituels et l'interruption du traitement qui s'impose de ce chef est généralement courte. Brandt a même un massage particulier approprié à ces cas ; il procède comme pour les arthrites aiguës ou les épanchements sanguins articulaires traumatiques ; par l'effleurage ou des frictions très douces, il a pu faire disparaître au bout de 2 à 3 jours des tuméfactions grosses comme un œuf et développées brusquement.

Les adhérences du fond de l'utérus et de la symphyse pubienne donnent lieu à des considérations particulières ; elles sont rares et se produisent à la suite de périmétrites précervicales. Ce sont d'ordinaire des adhérences dures et serrées qui immobilisent l'utérus en antéflexion. On ne peut guère agir efficacement sur elles qu'avec le pouce introduit dans le vagin, l'ongle tourné vers la symphyse, la distension portera autant que possible sur toute la largeur ; si le cas est un peu difficile on fera bien de faire garder à la malade la station verticale. Le médecin est assis en face d'elle, le coude gauche appuyé sur sa cuisse gauche ; en soulevant graduellement la jambe il exerce une pression lente, continue mais suffisamment énergique sur l'adhérence[1]. Dès

1. On gagne ainsi de la force ; on se fatigue moins vite et on contrôle mieux la force déployée.

que, grâce aux tensions répétées pendant quelque temps, celle-ci cède en partie, la matrice reprend une telle mobilité que les doigts de l'autre main, agissant par la paroi abdominale peuvent s'avancer en avant de sa surface antérieure à la rencontre du pouce[1]. A ce moment on fera coucher la malade et la tension sera continuée avec les deux mains; il est bon de saisir si l'on peut le fond de l'utérus avec la main libre et de lui imprimer avec précaution des mouvements doux et gradués en arrière. Pour faciliter les mouvements de bascule, vous ferez bien de repousser le col en avant à l'aide de deux doigts placés dans le cul-de-sac postérieur.

Ces manipulations de tension sont énergiques, mais les adhérences contre lesquelles on les dirige sont parfois si ténaces qu'il faut jusqu'à 2 mois pour que l'utérus reprenne sa mobilité.

Les déviations latérales sont très fréquentes ; leur traitement par la distension des brides ne présente rien de particulier[2]. Il est plus difficile lorsqu'elles

1. Dans les conditions physiologiques mêmes la rencontre du pouce et de l'autre main est facile parce qu'elles ne sont séparées que par la paroi abdominale, la paroi antérieure du vagin et la vessie.

2. On introduit deux doigts ou un seul soit dans la vagin soit dans le rectum, en arrière des reliquats inflammatoires, tandis que l'autre main opère, quand c'est possible, à travers la paroi abdominale pour exécuter simultanément le massage. On peut égalemnent se servir de l'utérus comme d'une sorte de levier ; on le saisit le plus haut que l'on

sont combinées à des déviations en arrière (flexions, ou versions), produites par des adhérences ; les circonstances sont encore moins favorables quand elles sont bilatérales, difficiles à tendre, et que l'intervention par la paroi abdominale est très aléatoire. Il faut de la sagacité et du sens clinique pour savoir par où et comment on commencera à les attaquer ; il faut que la malade ait confiance dans la méthode, et une longue persévérance. J'ai eu en traitement plusieurs personnes affectées de cette manière et jamais ma patience n'a été mise à une plus rude épreuve, 3 mois sont quelquefois nécessaires pour arriver à un résultat, les manœuvres sont douloureuses, très fatigantes. On n'obtient le plus souvent qu'une mobilité relative ; quand on peut faire arriver le fond de l'utérus jusqu'au niveau du promontoire ou plus loin, c'est déjà beaucoup[1] ; ce résultat n'est pas à dédaigner, tout incomplet qu'il est ; lorsque j'ai pu l'obtenir j'ai presque toujours constaté avec une vive satisfaction que les malades étaient débarrassées de la plupart des accidents dont elles se plaignaient auparavant.

Souvent les paramétrites sont accompagnées de

peut, et on le refoule sans violence dans un sens opposé à la rétraction cicatricielle.

1. On fera bien de ce moment, pour exercer une tension sur les adhérences des deux côtés, en portant l'utérus directement en avant.

métrite interne ou parenchymateuse, la circulation veineuse des ligaments larges est entravée; on est parfois obligé de l'attaquer à part, car on ne peut pas au début à moins que les conditions physiques ne soient exceptionnellement favorables; on ne réussit bien que quand on peut rapprocher l'utérus des parois abdominales.

La matrice peut être en arrière fixée des bandes minces ou larges; dans le premier cas, les conditions sont bonnes; elles ne le sont pas dans le second; les obstacles qui se présentent alors sont parfois insurmontables.

Voici comment je procède dans le premier cas: la malade étant couchée, j'introduis l'index droit jusqu'au dessus du rétrécissement normal que présente le rectum de manière à distendre les cordons fibroïdes; avec ce même doigt, je refoule l'utérus de temps en temps en avant, tout en changeant de place d'un moment à l'autre. Lorsque les adhérences sont assez étendues pour que l'utérus soit susceptible de réduction, je le saisis avec la main et je continue à m'en servir comme d'un levier pour compléter la tension.

Dans les cas légers je réussis souvent à rendre à l'utérus sa mobilité au bout de 15 jours ou 3 semaines. Il arrive parfois que les résultats sont moins favorables; on ne réussit après une intervention assez longue qu'à faire céder quelques adhérences[1]. Ce résultat partiel suffit pour que les symptômes subjectifs s'améliorent.

Il n'y a rien de bon à obtenir dans les cas d'adhérences larges recto-utérines : la matrice n'est pas trop difficile à porter en avant ; malheureusement sous l'influence de la traction exercée par les fibres du rectum, elle reprend presque aussitôt son ancienne position. En pareil cas, je suis de point en point les conseils de Brandt. La main saisit le fond de l'utérus, par la paroi abdominale ; on la glisse aussi loin qu'on peut le long de la paroi postérieure du bassin, jusqu'à ce qu'elle rencontre l'adhérence au point où elle s'insère sur le rectum. Les deux doigts vaginaux[2] fixent le col et le refoulent en haut et en avant. A ce moment, on fait par voie abdominale et avec l'extrémité des doigts de petites frictions en suivant de près la paroi postérieure de l'utérus, de manière à refouler en bas cette paroi doublée du rectum ; la même main repousse le corps en avant. Il est indispensable d'éviter toute violence ; cette manœuvre est fatigante; elle exige de temps en temps un peu de repos.

1. On peut faire prendre à la malade la position génu-cubitale et refouler l'utérus avec l'index (en avant et en bas) ; pour faciliter cette manœuvre on pousse en même temps avec le doigt le col en haut et en avant.

2. Les doigts sont croisés de manière que le col se trouve fixé comme par un pessaire en 8.

On détache complètement l'adhérence (c'est très rare); on ne détache rien (cela arrive); dans la plupart des cas on n'aboutit qu'à une libération partielle; si les lésions persistent leurs conséquences peuvent être heureusement atténuées lorsque le processus initial est fini. Ce qui tourmente surtout les malades, c'est la constipation; la plupart d'entre elles sont à peu près incapables d'aller à la garde-robe sans lavements. Je me suis expliqué à plusieurs reprises sur la pathogénie de ce symptôme dans les affections de l'appareil génital interne de la femme. On disait autrefois qu'il était d'ordre purement mécanique. La matrice attirée en arrière déprimerait la paroi, diminuerait le calibre du rectum et comme à un certain moment elle est fixée dans cette position, la sténose qui aurait pu rester temporaire devient permanente. Je ne vois, qu'une objection à cette théorie mais elle est importante : Certaines malades, dont l'utérus est en situation normale, en antéflexion ou est en antéversion, ont une constipation opiniâtre. Il ne peut être question de compression et d'obstacle mécanique au cours des matières fécales. D'autres, dont l'utérus était en rétroversion typique, dont la paroi intestinale est déprimée, vont régulièrement à la garde-robe malgré cette sténose. On ne peut conclure qu'une chose : qu'on a accordé jusqu'ici trop d'importance aux phénomènes mécaniques. La constipation, quelles que soient les adhérences, quelle que soit leur direction, quelle que soit la déviation, tient le plus souvent à une sorte de parésie réflexe des fibres musculaires du rectum ; cette explication s'adapte mieux encore aux adhérences utéro-rectales qu'aux autres. Il n'est même pas nécessaire de parler dans ces conditions de phénomènes réflexes. Le processus inflammatoire ayant abouti à la formation d'adhérences, peut s'être étendu à la paroi rectale, avoir amené une infiltration annihilant l'action de ses éléments contractiles. Il y aurait dans les cours des affections utérines deux variétés de constipation ; l'une réflexe pourrait être observée même lorsque la paroi rectale est intacte ; l'autre correspondrait à une infiltration inflammatoire de cette paroi, et à la dégénérescence partielle de ses éléments contractiles. S'il est vrai que les résultats des traitements dirigés contre les maladies montre leur véritable nature, notre hypothèse est confirmée par les faits. La disparition rapide et complète de la constipation est une conséquence habituelle du massage ; c'est presque celle qui se montre le plus vite et frappe le plus les malades. Or, quand nous avons affaire à une métrite parenchymateuse, à une paramétrite dont l'exsudat siège d'un côté ou de l'autre de l'utérus mais pas en arrière, à une périmétrite ayant déterminé des adhérences en avant ou au bassin, jamais nous ne touchons au rectum ; il n'y a aucune raison de supposer que nous avons fait disparaître une infiltration de sa paroi, que nous avons levé une sténose et cependant les selles deviennent régulières ; elles le deviennent souvent aussi dans les cas défavorables énumérés par nous en dernier lieu, c'est-à-dire, lorsqu'il existe des adhérences utéro-rectales, cette amélioration subjective sur laquelle on peut à peu près toujours compter suffit à elle seule pour justifier l'emploi du massage dans ces cas.

CHAPITRE VI

Maladies des trompes et des ovaires.

massage n'est pas indiqué lorsqu'il existe une collection tubaire — Son application dans l'ovarite.

Il y a 20 ans on ne parlait guère des inflammations des trompes; on en parlait même trop peu, car il est tout naturel de penser que quand ces conduits sont sérieusement intéressés à la suite des affections utérines ou ovariennes, cette circonstance modifie l'aspect clinique du cas, et peut fournir des indications pour le traitement. Aujourd'hui, on parle trop des trompes. On croirait presque que leurs affections primitives et isolées dominent toute la pathologie de l'appareil génital interne de la femme. Cette conception est radicalement fausse; rien n'est plus rare qu'une salpingite primitive et isolée. qu'une lésion limitée à la trompe. Neuf fois sur dix, le point de départ de tout est une métrite qui a progressé peu à peu vers l'orifice et vers la muqueuse tubaire. Plus tard, il se fait une sorte d'inversion des termes. L'utérus qui était au premier plan à l'origine passe au second et sa place est prise par la trompe. Après que la métrite est améliorée et guérie, la salpingite persiste. Ces invasions secondaires se font presque exclusivement par la muqueuse. Toutes les fois qu'il est question de traiter par le massage une affection péri-utérine, il faut être bien renseigné sur l'état de la trompe et de l'ovaire; ce n'est pas toujours facile; on trouve parfois vers l'un des côtés de la cavité pelvienne une masse conglomérée, dont il est difficile de préciser la nature. Le traitement est un moyen de diagnostic; à mesure que la résorption de l'exsudat s'accuse, les différentes parties réunies primitivement en une masse unique se dissocient et s'isolent et alors il est souvent possible de reconnaître la trompe, l'ovaire, une anse intestinale; en combinant la tension faite avec les précautions que j'ai dites au pétrissage, vous obtenez des résultats inattendus, et vous réussissez dans plus d'un cas à rendre aux organes leur mobilité.

Que doit-on faire lorsqu'on reconnaît la trompe et lorsque cette trompe est malade? Brandt croit qu'on peut tenter le massage dans les cas de salpingite catarrhale; il fait des malaxations légères de dehors en dedans, c'est-à-dire de l'orifice abdominal vers l'orifice utérin. Je n'ai pas appliqué jusqu'ici ce procédé car je m'en défie; il est difficile de dire ce qu'il y a dans une trompe dilatée; souvent les chirurgiens qui croyaient intervenir par une hydrosalpinx de faible ou de moyen volume se sont trouvés en présence d'une véritable collection purulente. Il est aussi difficile de pouvoir affirmer que l'écoulement aura lieu directement de la trompe dans l'utérus, que pas une goutte ne sortira dans l'abdomen; le péritoine peu tolérant pour les liquides de toute nature réagit d'une manière particulièrement défavorable quand on refoule du pus dans sa cavité. Brandt n'a pas recommandé cette manipulation avec la même conviction que les autres; si l'effet tarde à se produire, il cesse. J'ai cru jusqu'ici qu'il valait mieux ne pas commencer, qu'on risque trop pour un résultat aléatoire.

Je suis moins affirmatif dans les cas de salpingite chronique accompagnés seulement d'une dilatation insignifiante des trompes. Si elles renferment du liquide, ce liquide est en petite quantité; le massage est alors inoffensif et il donne de bons résultats. J'ai vu souvent ces salpingites disparaître sans intervention directe lorsque le catarrhe utérin était guéri; les mêmes modifications peuvent se produire dans les salpingites formant tumeur. Dans une de nos observations la trompe avait le volume de l'index ; elle adhérait à la paroi abdominale; aucun phénomène ne semblait se rattacher à cette particularité. Dans les salpingites interstitielles avec augmentation d'épaisseur et de densité des parois, le massage réussit.

Les adhérences tubaires sont de celles qu'il ne faut pas trop malmener; on ne saurait prendre trop de précautions pour les détacher ou les étendre, si l'on ne veut pas s'exposer à des ruptures de la trompe, à des irritations du péritoine. On introduit pour cela les doigts très haut dans le rectum, en arrière de la trompe; on évite tant qu'on peut de presser sur elle, et on tâche d'arriver aux adhérences; lorsqu'on y est, on laisse le doigt fixe, tandis qu'on exerce des tractions légères par la paroi abdominale; il est possible d'opérer en sens contraire et s'alterner. On masse ensuite l'adhérence dans la même séance; on finit par des manipulations légères et superficielles destinées à calmer l'irritation produite par les précédentes; il est indispensable de se tenir le plus près possible de la trompe, sans cela le massage et la distension auraient autant de chances de porter sur le péritoine que sur l'adhérence proprement dite. Je n'ai pas besoin d'ajouter que la trompe ne doit en aucun cas, servir de levier pour la rectification des déviations utérines[1].

Les résultats du massage ne sont pas comparables à ceux qu'on a obtenus dans les paramétrites. Rarement, sauf dans les cas récents il ne donne de guérisons proprement dites, c'est-à-dire avec *restitutio ad integrum* ; dans les cas anciens si l'on obtient une diminution ou une disparition de la douleur, il faut s'en contenter. L'ovaire devient presque toujours moins gros sous l'influence du traitement, il est rare qu'il reprenne son volume primitif lorsqu'il; est plus dur qu'à l'ordinaire nous constatons souvent une diminution de consistance; par le massage on atténue surtout la sensibilité exagérée qui tient à la périovarite. Le traitement peut durer 2 mois ou même plus longtemps surtout lorsqu'il y a en même temps des adhérences. On les détachera comme celles de la trompe. C'est difficile, lorsque l'ovaire est fixé très haut dans le bassin au voisinage du promontoire ; même après beaucoup de travail on n'arrive qu'à une élongation légère quand on arrive à quelque chose. La tension devient plus difficile lorsque les ovaires tombés dans le cul-de-sac de Douglas y ont contracté des adhérences ; les conditions sont alors défavorables à moins que les adhérences soient très faibles et que dès le début elles

1. L'ovaire se prête mal à ces interventions ; le péritoine pariétal peut se déplacer sur le tissu conjonctif sous-jacent, les expériences de Ziegenspeck l'ont démontré.

puissent subir un déplacement favorable à la tension ; dans le cas contraire, il n'y a pas grand chose à espérer [1].

1. Les adhérences à la paroi antérieure de l'abdomen sont également très difficiles à atteindre ; cela tient probablement comme, le dit Brandt à ce qu'il est impossible de les aborder en arrière.

CHAPITRE VII

Rapports des affections chroniques de l'utérus avec les accidents consécutifs.

Métrites chroniques. — Ulcérations du col et catarrhe de l'utérus. — Résultats du massage.

Nous avons étudié naguère le traitement des affections utérines par le massage, si nous les passions complètement sous silence dans notre travail actuel on en conclurait peut-être que nous admettons une indépendance absolue de l'utérus, de son voisinage, et de ses annexes ; qu'il n'existe entre les uns et les autres aucune connexité au point de vue pathologique et au point de vue thérapeutique. Jamais nous n'avons pensé et nous n'avons voulu dire rien de pareil; il est, au contraire, extrêmement rare que dans les paramétrites ou les périmétrites chroniques l'utérus soit complétement indemne. Presque toujours il y a des désordres, ne fût-ce que ceux qui résultent d'une stase veineuse persistante. Cette stase se produit fatalement toutes les fois qu'il existe un exsudat un peu volumineux et dur dans l'épaisseur du ligament large ; toutes les fois que du tissu fibroïde comprime des veines d'un certain volume. La tuméfaction, l'engorgement chronique de l'utérus correspondent à cette phase. Ce sont là des accidents consécutifs qui disparaissent lorsque, grâce au massage et à la distension, on a ramené à peu près les organes à leurs rapports normaux et qu'on a fait cesser les compressions. En règle générale la guérison de la périmétrite ou de la paramétrite est suivie de la disparition ou d'une diminution des accidents qui tiennent à la congestion passive de l'utérus ; on est même souvent surpris de voir des ulcérations qui avaient résisté à tous les traitements disparaître spontanément. Si pourtant cet état de congestion persistante a amené une augmentation de consistance de l'organe, il est difficile d'obtenir sa diminution sans un massage à part.

J'ai fait allusion aux ulcérations ; elles effrayent souvent beaucoup et à tort les malades et les médecins. En général assez rebelles, elles semblent défier les caustiques les plus énergiques ; mais cette persistance cesse comme par enchantement dès que l'ulcère devient un accident isolé, qu'il n'existe plus ni exsudation paramétrique, ni adérences, ni métrite. Il m'a toujours semblé que cette lésion était un trouble de nutrition consécutif à la stase veineuse, mais déterminé quelquefois et toujours entretenu par un écoulement irritant. Plus de stase, plus d'ulcère, telle est la règle générale. Lorsque les accidents dataient de longtemps et que les ulcères étaient exceptionnellement larges et profonds, je les ai vus persister lorsque le traitement était fini ; mais leur aspect s'était modifié à tel point qu'on pouvait regarder la guérison comme prochaine. Mes prévisions n'ont presque jamais été en défaut ; lorsque sur ma recommandation les malades sont venus me revoir au bout d'un mois ou deux, leur ulcère était guéri bien qu'elles n'eussent suivi aucun traitement. Si l'on voulait absolument hâter la fermeture on pourrait faire quelques cautérisations superficielles, mais il faut attendre les dernières séances du traitement : encore cette médication adjuvante, est-elle entreprise dans la plupart des cas pour donner satisfaction aux patientes. Si elles ont été prévenues par un médecin qu'elles ont une ulcération et c'est ce qui arrive presque toujours, elles en parlent peu au début, lorsque les douleurs, la leucorrée, les métrorrhagies ne leur laissent pas le loisir d'y penser ; plus tard, quand ces accidents ont cessé, la pensée se reporte vers l'ulcère : il est difficile de les convaincre qu'il n'est pas grave, qu'il guérira seul. On commence rarement une séance sans qu'elles s'en informent avec une anxiété mal dissimulée. Ces ulcères ont parfois une tendance manifeste à reparaître; ils étaient guéris, ils recommencent; à cet égard les ressemblances qu'ils présentent avec les ulcères variqueux frappent les médecins les moins prévenus; il n'y a pas à s'inquiéter de cette particularité, la circulation veineuse bien régularisée on aura beaucoup moins à craindre les récidives.

Le catarrhe utérin est encore une des complications habituelles des affections du voisinage. Il est presque toujours secondaire, c'est pour cela que les médications topiques dirigées contre lui ont si peu réussi jusqu'ici. Depuis quelques temps, les injections astringentes, irritantes, caustiques ne suffisent plus, on a souvent recours au curettage. C'est une véritable opération exigeant presque toujours l'anesthésie par le chloroforme et dont il est difficile de prévoir les résultats, car elle expose plus aux complications septiques que les manipulations non sanglantes. Le curettage ne guérit à peu près rien dans les conditions dont nous nous occupons; on a une amélioration passagère, mais tout revient parce que l'origine du processus n'est pas dans la muqueuse. J'ai traité beaucoup de malades chez lesquelles on avait fait le curettage; elles avaient été enthousiasmées parce que cette opération leur avait procuré une amélioration de plusieurs mois. Le désenchantement était venu après la récidive; je ne veux pas dire qu'on n'en observe jamais après le massage, mais elles sont moins fréquentes, moins rebelles et il n'est pas nécessaire d'entreprendre une opération pour les combattre.

TABLE DES MATIÈRES

Châteauroux. — Typ. et Stéréotyp. A. Majesté.

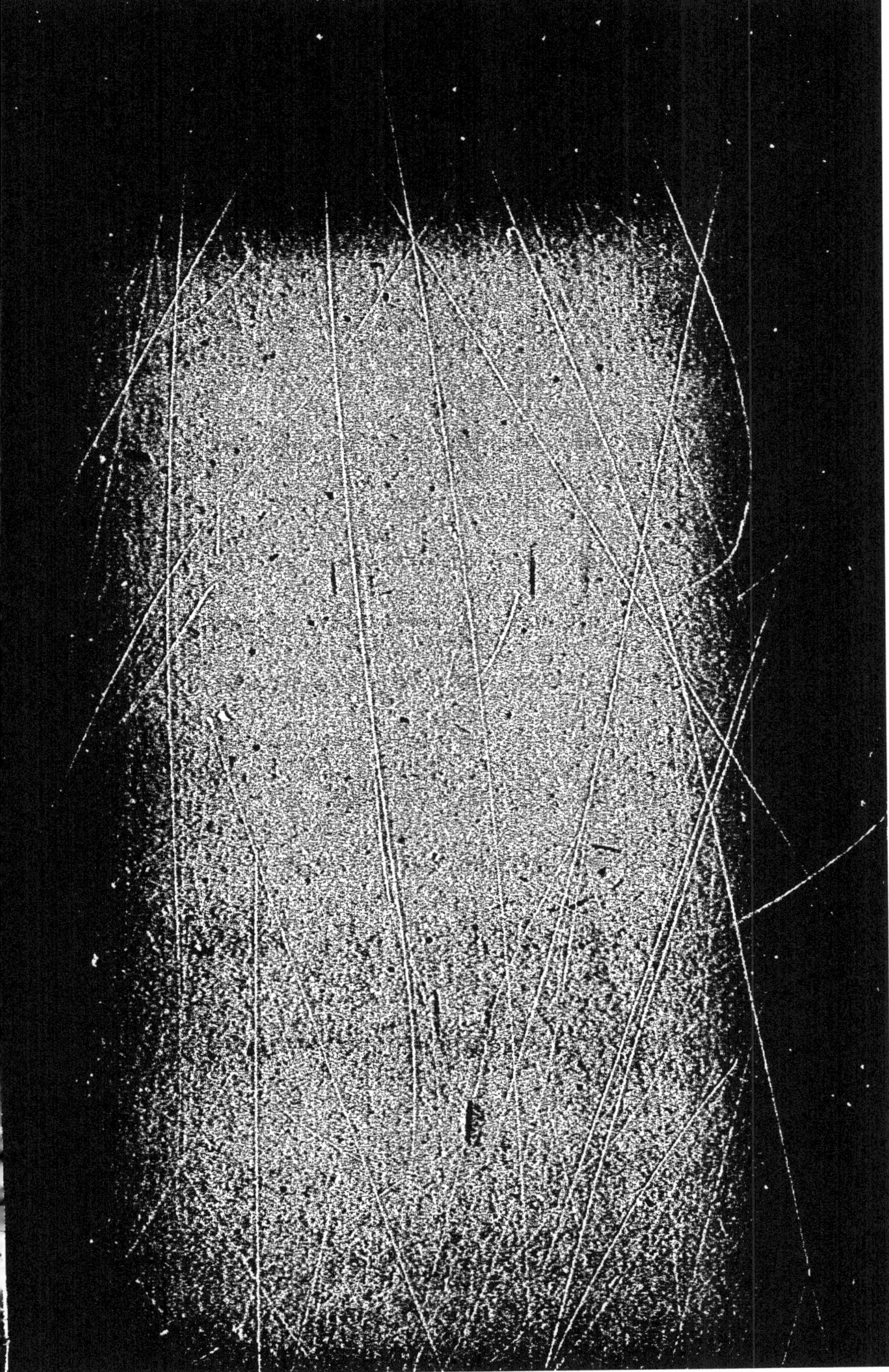

Vve BABÉ ET Cie
LIBRAIRES-ÉDITEURS
23, place de l'École de Médecine.

DU MÊME AUTEUR

Traité théorique et pratique du massage, 2e édition, 1 vol. in-8° 1891 .... 10 fr.

Traitement des raideurs articulaires (fausses ankyloses) au moyen de la rectification forcée du massage. 1 vol. in-8° 1887 .... 3 fr. 50

Traitement de la migraine par le massage. 1 vol. in-8° 1885 .... 2 fr.

Le massage de l'utérus. 1 vol in-8° 1889 .... 5 fr.

Céphalalgie et massage, in-8° 1890 .... 2 fr.

Traitement manuel du tic douloureux. (En préparation.)

A LA MÊME LIBRAIRIE

FOURNIER. **Etudes cliniques sur la syphilis étudiée plus particulièrement chez la femme**. 3e édition, revue et corrigée, 1 vol. in-8° (Sous presse) ....

HART et BARBOUR. **Manuel de gynécologie**. Ouvrage traduit sur la deuxième édition par M. le docteur Crozat, avec une préface de P. Budin. 1 vol. in-8 avec 400 figures intercalées dans le texte et 9 planches. 1886 .... 15 fr.

JACCOUD. **Traité de pathologie interne**, 7e édition, revue et considérablement augmentée, 3 vol. in-8° avec figure dans le texte, 37 pl. en chromolith .... 50 fr.

LUTAUD. **Manuel des maladies des femmes**. 2e édition. 1 vol. petit in-8° avec 350 figures intercalées dans le texte. 1891 .... 8 fr.

SÉE (Germain) et LABADIE-LAGRAVE. **Médecine clinique**, tome VI. **Les maladies du foie**, un fort vol. in-8° avec figures. 1892. 18 fr.

SOYRE (de), ancien chef de clinique, etc. **De l'hygiène de la femme enceinte**. 1 vol. in-16. 1891 .... 4 fr.

THOMAS (L.). **Dictionnaire abrégé des sciences médicales**. 1 vol. petit in-8°. 1890 .... 7 fr. 50

THULIÉ (H.). **Bibliothèque anthropologique. La femme**, essai de sociologie physiologique; ce qu'elle a été, ce qu'elle est; les théories; ce qu'elle doit être. 1 vol. in-8° 1885 .... 7 fr. 50

CHATEAUROUX. — TYP. ET STÉRÉOTYP. A. MAJESTÉ.

www.ingramcontent.com/pod-product-compliance
Ingram Content Group UK Ltd.
Pitfield, Milton Keynes, MK11 3LW, UK
UKHW012224240726
13966UKWH00003B/946

9 782011 947246